**スマイル デザイン**

# Smile Design

歯科医師, 技工士, 患者のためのガイド

# smileDESIGN
## スマイルデザイン
### 歯科医師，技工士，患者のためのガイド

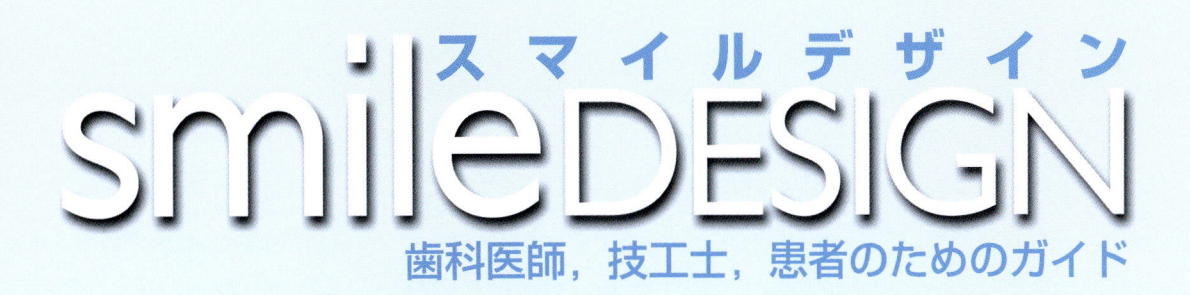

**Gerard J. Chiche, DDS**
Helmer Professor and Chairman
Department of Prosthodontics
School of Dentistry
Louisiana State University
New Orleans, Louisiana

**青嶋 仁, RDT**
Perla Aoshima Dental Laboratory
Tokyo, Japan
Special Lecturer
Department of Prosthodontics
School of Dentistry
Louisiana State University
New Orleans, Louisiana

訳　蓮見禎彦
蓮見歯科医院

クインテッセンス出版株式会社　2006

Tokyo, Berlin, Chicago, London, Paris, Barcelona, Istanbul, Milano, São Paulo, Moscow, Prague, Warsaw, New Delhi, and Beijing

Smile design : a guide for clinician, ceramist, and patient

©2004 Quintessence Publishing Co, Inc

Quintessence Publishing Co, Inc
551 Kimberly Drive
Carol Stream, IL 60188
www.quintpub.com

All rights reserved. This book or any part thereof may not be reproduced, stored in a retrieval system, or transmitted in any form or by any means, electronic, mechanical, photocopying, or otherwise, without prior written permission of the publisher.

Editor: Kathryn O'Malley
Production and Design: Eric M. O'Malley

# Table of Contents

推薦の言葉　　　　　　　　　　　　　　　　vi

まえがき　　　　　　　　　　　　　　　　　vii

感謝の言葉　　　　　　　　　　　　　　　　viii

はじめに　　　　　　　　　　　　　　　　　xi

第1章　Tinted Shades―ティンテッドシェード　　1

第2章　Moderate Shades―モデレイトシェード　　17

第3章　Natural Shades―ナチュラルシェード　　35

第4章　High Shades―ハイシェード　　65

第5章　Maximum Shades―マキシマムシェード　　99

# 推薦の言葉

　近年、ルイジアナ州立大学（LSU）歯学部では、歯学生、ポストグラデュエート、歯科技工士科の各教育カリキュラムにおいて、審美歯科の占める割合が増加してきており、こうした現実を目の当たりに目撃できることをかねてより喜ばしく感じている次第だ。本学における審美歯科治療の隆盛は、本書の執筆者である、シーシェ先生と、青嶋氏の献身と多大なる努力を抜きに語ることはできない。本書は両氏の審美歯科治療に対する才能と経験の長年にわたる統合の結果として完成した。ニューオリンズのLSUと東京のペルーラデンタルラボラトリーとの間における親密なコラボレーションを通して得られた、審美歯科治療において重要視すべき多くの事柄を、両氏は、本学の補綴科レジデントの教育用に系統立てて編纂した。また両氏は、他の学科の知識や技術が、審美歯科治療の実施に際し十分に活用されなければならない事を明確に示した。歯科医師と技工士とのきめ細かいチームアプローチの重要性に加え、本書では、口腔外科専門医、歯周病専門医、矯正専門医、歯内療法専門医と共に実施する包括的治療の有効性が強調されている。またさらに、様々な審美的治療結果に期待を寄せる広範囲にわたる患者についても言及している。こうした患者の要望は多岐に渡っており、したがって、本書で解説する治療内容も、少数歯の修復からオーラルリハビリテーションまでと非常に範囲が広い。特に審美歯科治療では、患者は、多種多様な治療法の中から最適なオプションを選択しなければならないわけだが、両氏の示した解答は、こうした日常的現実をよく踏まえたものである。本書は、シーシェ先生と青嶋氏の教育者としての卓越した才能の証明となる。我々は、多くの歯科臨床医および技工士の各人が最大の喜びをもって本書を手にし、それぞれの専門分野において有効に活用されることを確信している次第だ。

Eric J. Hovland, DDS, MEd, MBA
Dean
School of Dentistry
Louisiana State University
New Orleans, Louisiana

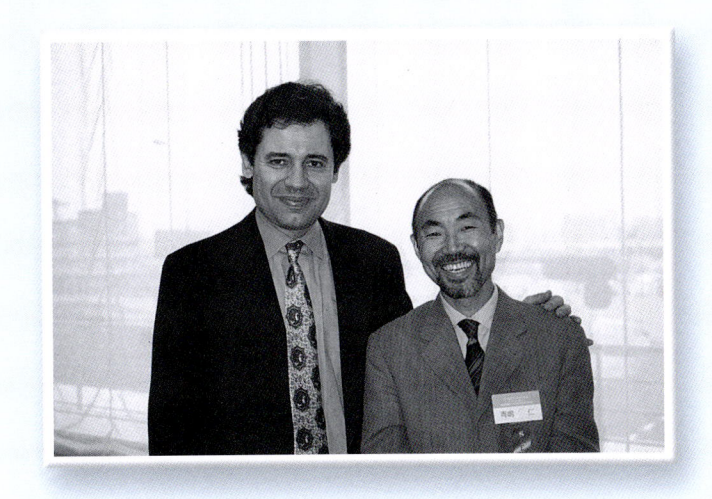

# まえがき

　審美的治療結果を達成する場合、患者、歯科医師、技工士の3者が、成功裡にコミュニケーションをとることが非常に重要な要件となる。こうしたチームアプローチのプロセスにおいて、まず最初に歯科医師は、患者各個人の要望についてよく理解する必要がある。患者と良好なコミュニケーションがとれたならば、次のステップとしてその内容を技工士に伝達することになる。審美歯科治療を実行していくパートナー（患者、歯科医師、技工士）間において、本書が良きコミュニケーションツールになることを我々は希望している。すなわち、シェードや審美的要素の組み合わせに関する様々なニュアンスを提示することに本書を活用してほしい。また我々が遠距離にもかかわらず、長年にわたって築き上げてきたコラボレーションの結果を参考にしてほしい。そうした意味において本書には3つの大きな役割がある。

### 1　患者用のビジュアルガイドとしての役割
- 実行可能な修復処置の種類を提示する。
- 審美的治療目的を達成するために必要な歯質の削除量について検討する。
- 審美的治療結果の予想図を類似した臨床写真で提示する。

### 2　歯科医が利用するコミュニケーションガイドとしての役割
- 単独歯を対象とした修復処置から、広範囲に及ぶ包括的治療に至る様々な治療法について提示する際に利用する。
- 様々な審美的要素の組み合わせやシェードについて、実現可能な範囲を指示する。
- 患者の審美性に対する趣向を決定する際の参考にする。すなわち患者の求めているイメージ（自然感、完璧さ、自然感のある若々しさなど）を相互に把握する。

### 3　技工士が利用するコミュニケーションガイドとしての役割、ビジュアル面における基準としての役割
- 患者の求めるスマイルデザインを知る。
- 患者の求める歯冠形態および特徴を把握する。すなわち、デリケート、ストロング、その中間など、形態や特徴を正確に知る。
- 患者の求める、シェードやインサイザルエフェクトに関するニュアンスを把握する。

# 感謝の言葉

　本書の完成にあたり、我々は多くの人々から協力を得た。そうした方々の存在なくして本書が日の目を見ることはなかったであろう。まず、何を置いても、口腔内写真や顔貌写真の撮影に快く応じてくれた患者の皆様方に最大限の謝意を表す。本書で示した多くの症例に共同で携わり、特別な御助力を賜ったDr Israel Fingerの指示の下で研鑽を積んでおられる補綴科レジデントの先生方の絶え間ない支援、努力、献身に深謝する。Dr Rowan Buskin、Sean McCarthy、Narong Potiket、Ariel Raigrodskiの各先生方に特別な尊敬と感謝の意を表す。また、本書の実際の執筆に際し御助力を賜った、Dr Paulino Castellon、Melissa Chiappe、Paola Donaire、Diana Fat Carpenter、Conrad Frey、Michael Huband、Steve Locascio、Robert Maal、Trakol Mekayarajjananonth、Basil Mizrahi の各先生方に感謝したい。

　Kazuma Okamoto氏は、歯科技工における熟練の技術と才能を提供して下さった。本書に掲載された多くの症例における最終治療結果の達成に際し、同氏からは計り知れない御助力を賜った。本書の出版にあたり、技工面のみならず、様々な形で御世話になったCusp Dental LaboratoryのゼネラルマネージャーであるKimiyo Watanabe Sawyer氏に深謝する。それから、口腔外科処置および矯正処置を担当して下さった先生方への御礼を忘れてはならない。彼らの専門技術の助けなしに、包括的治療を実施することは不可能であった。我々は、Dr Michael Block、Ron Lemon、Hisham Nasr、A. Margarita Saenz Nassr、Paul Armbuster の御助力に特別な謝意を表す。また、Dr Jagdish Chadha、John Burgess、Chris Rankin、Raymond Yuknaおよびレジデントの先生方の献身と支援に深謝するものである。

本書の執筆に際し御支援、御助言を賜ったLSU歯学部補綴科の医局員の先生方、歯科技工士科プログラムのインストラクターの先生方に感謝の意を表す。長年にわたる友人であり、また師弟関係にあるDr James D. Harrison、Israel Fingerに深謝する。熟練した技術を提供して下さり、技工面において絶え間ない御支援を賜ったDr Ariel Raigrodskiに深謝する。長年にわたり、技工技術面における多大なる御支援と御助言を賜っている株式会社ノリタケデンタルサプライ社長のKiyoko Ban氏、およびNobel Biocare副社長のDr Robert Gottlanderにも深謝するものである。

　本書に掲載された包括的治療は、審美修復治療を行う際のチームアプローチに関する独特の見解と概念を示されたSeattle Study Clubの創設者であるDr Michael Cohenの御助力によるところが大きい。最後に、尽きることのない支援とインスピレーションで我々を常に支えてくれ、本書における実際の編集作業やレイアウトに関して御助力を賜ったDr Avishai Sadanに心より感謝するものである。

# はじめに

　一般に患者は、各種各様の審美的、生物学的そして機能的条件を満たし得る治療結果を心の中で探し求めている。したがって、治療計画や治療結果を決定する場合、患者の満足度を最優先すべきであり、術者は患者と治療に関する様々な事柄について事前に十分に話し合う必要がある。すなわち、(1)患者の個人的好みに関する期待。(2)治療計画で提示した審美的、機能的治療結果が、患者の希望に沿うか否か。(3)治療する歯の本数。(4)使用する修復材料の種類。(5)包括的治療を実施する場合、治療内容が広範囲にわたることを患者が容認するか否か。などについて患者とよく話し合う必要がある。

　これらは、各患者間において変化する多岐に渡る要因となる。本書ではその各要因を図と共に解説した。各々の患者の治療内容を、「患者の要望」「審美性を達成するための要件」および「治療計画」の各項目に着目して提示した。同時に以下に述べるABC/Iシステムに則ったシェードの選択、およびスマイルデザインについても示した。

## ABC/Iシステム

　ABC/Iシステムは、以下に示す微笑（スマイル）にまつわる４つの考慮事項の各々における、最も重要な要素を正確に伝達すべく考案された。４つの考慮事項とは、すなわち、alignment（排列）brightness（輝度）character（形態）およびIncisal effect（インサイザルエフェクト/切縁の効果）となる。本書では各症例毎にスマイルデザインをチャートで提示した。チャートでは、各考慮事の中で最も重要なものが一目でわかるように配慮した。以下にABC/Iシステムにおける各用語を臨床例と共に解説する。

図1

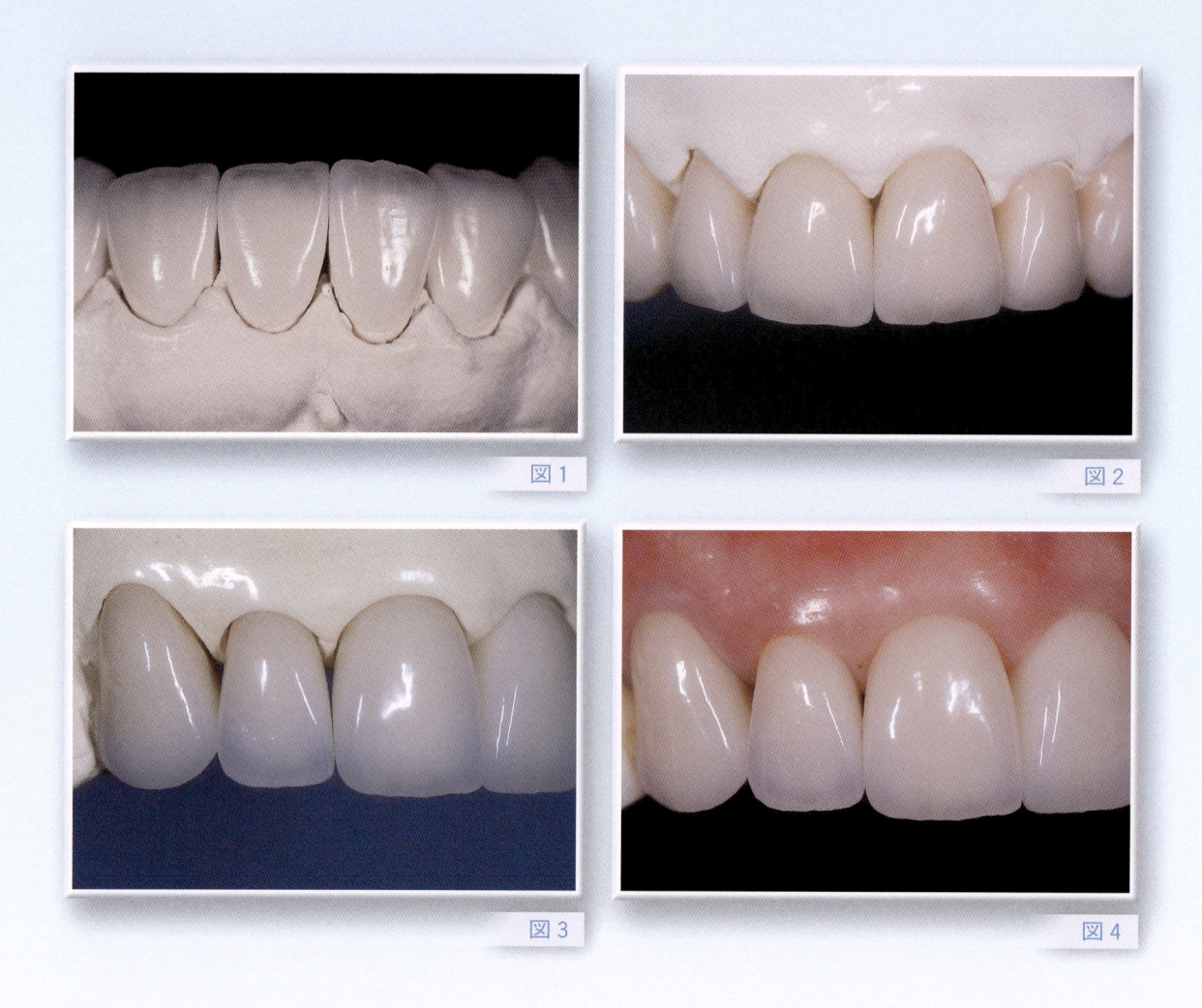

図2

図3

図4

## Alignment（排列）

- ライブリー（**Lively**）　　自然感のある排列。歯列を構成する歯牙に、明らかな捻転あるいは、位置異常が認められる（図1）。

- ディスクリート（**Discreat**）　自然感のある排列。歯列を構成する歯牙に中等度の捻転あるいは、位置異常が認められる（図2）。

- ブレンド（**Blend**）　　ほぼ健全でストレートな排列。歯列を構成する歯牙に極くわずかな捻転あるいは、位置異常が認められる。

- パーフェクト（**Perfect**）　完璧に健全でストレートな排列。歯列を構成する歯牙に、捻転あるいは位置異常が全く認められない（図3、4）。

図5

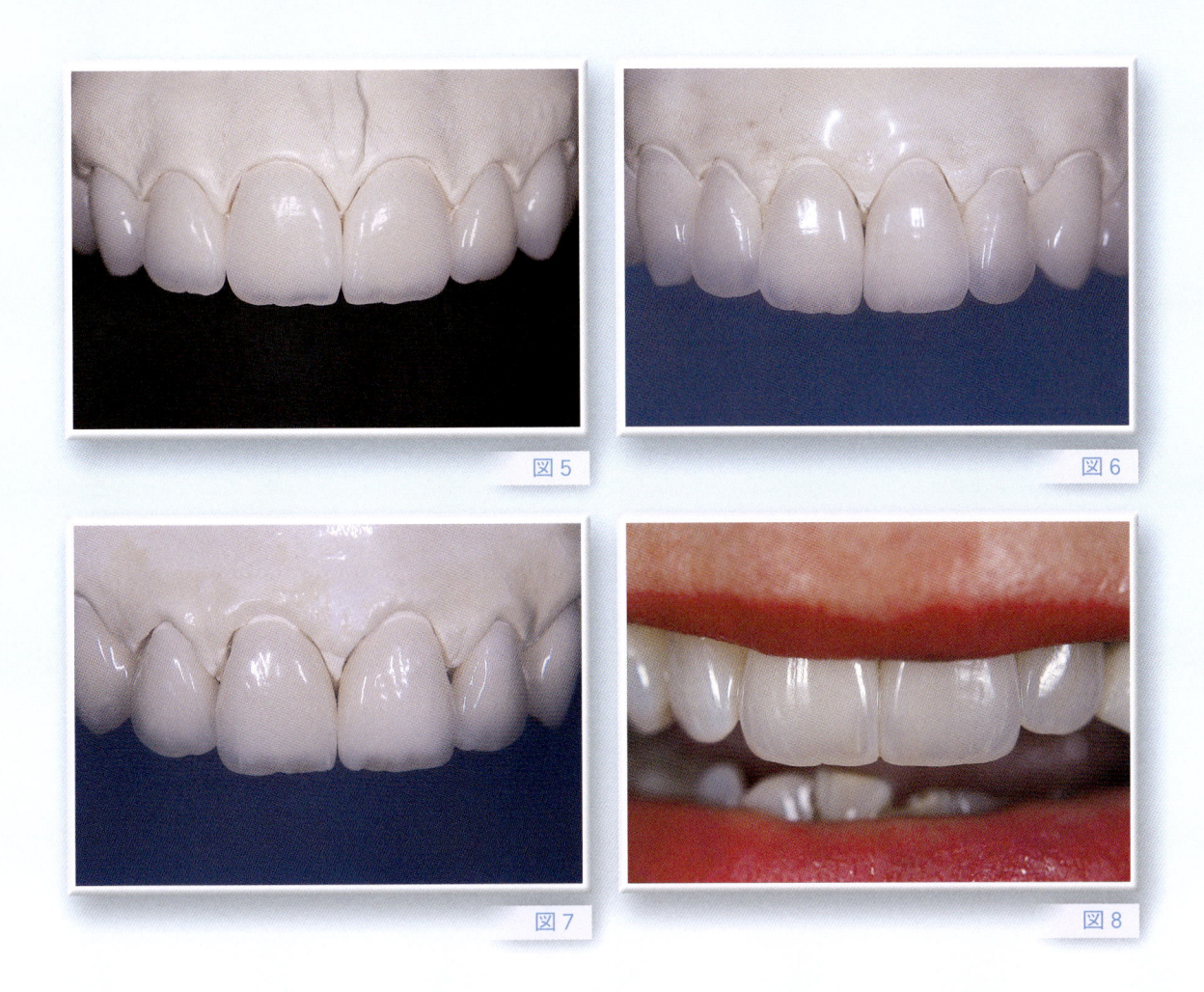

図6

図7

図8

## Brightness（輝度）

| | |
|---|---|
| ・マキシマム（**Maximum**） | 達成可能な限りの最大限の白色効果（図5）。 |
| ・ハイ（**High**） | ハイレベルの白色効果（図6）。 |
| ・ナチュラル（**Natural**） | 最小限度のキャラクタライゼーションを伴った、自然感のある輝度（図7）。 |
| ・モデレイト（**Moderate**） | 中等度のキャラクタライゼーション（図8）。 |
| ・ティンテッド（**Tinted**） | 著しいキャラクタライゼーションを伴った、ほのかな色彩効果。 |

図9

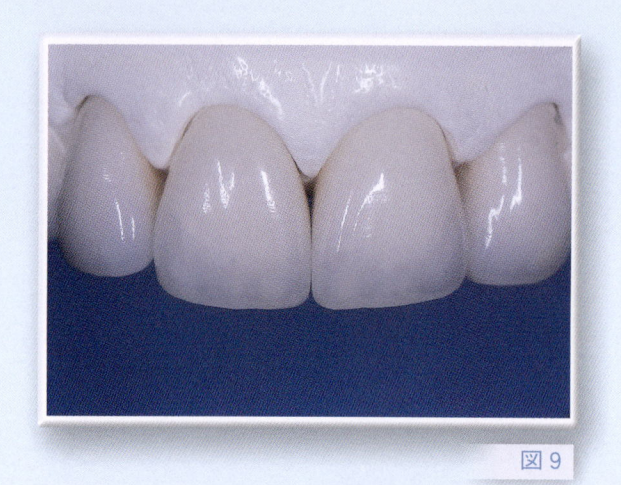

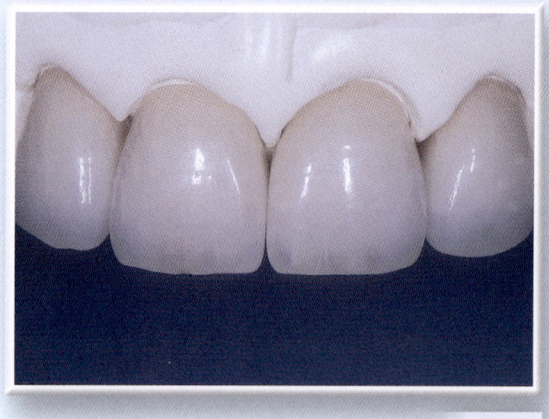

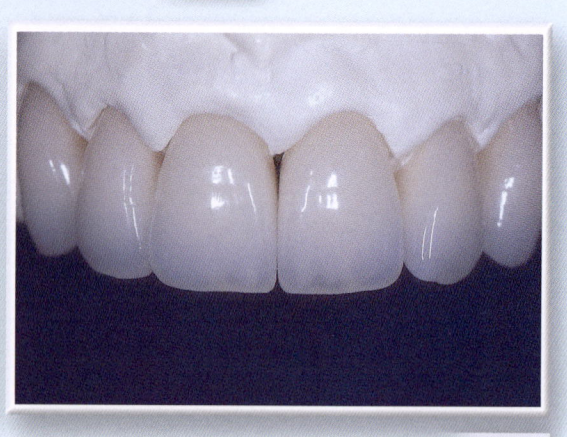

図10

図11

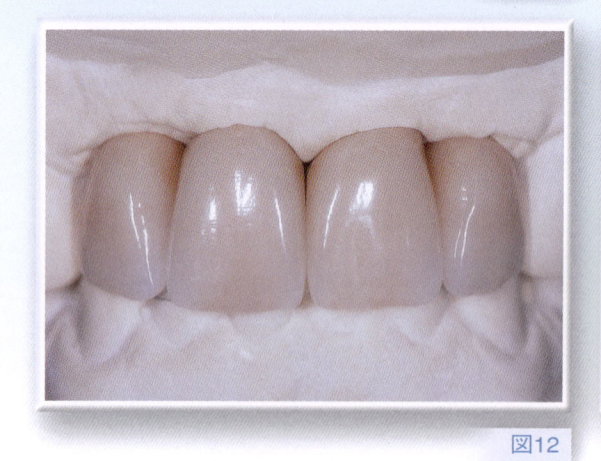

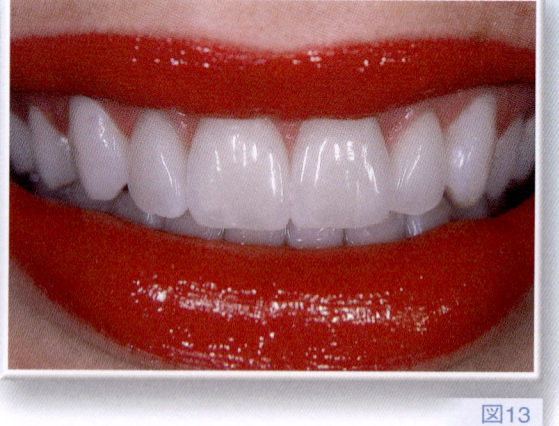

図12

図13

## Character（形態）

- パーリー（**Pearly**）　　　最も効果的に細長く見える（図9）。
- ラウンド（**Rounded**）　　女性らしさを表現する（円型）（図10）。
- デリケート（**Delicate**）　優美な軟調を表現する（図11）。
- ストロング（**Strong**）　　男性らしさを表現する（方型）（図12）。
- バランス（**Balanced**）　　円型、方型、尖型が混合した状態（図13）。

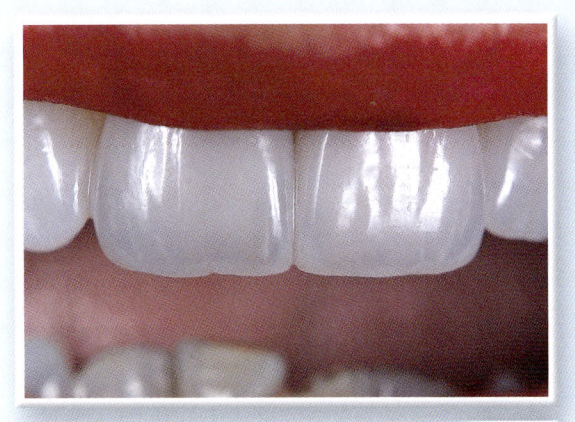

図14

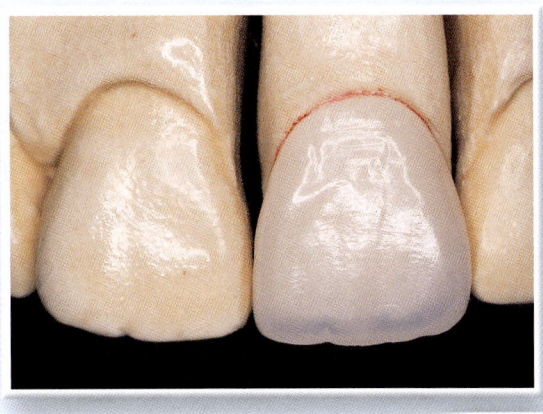

図15

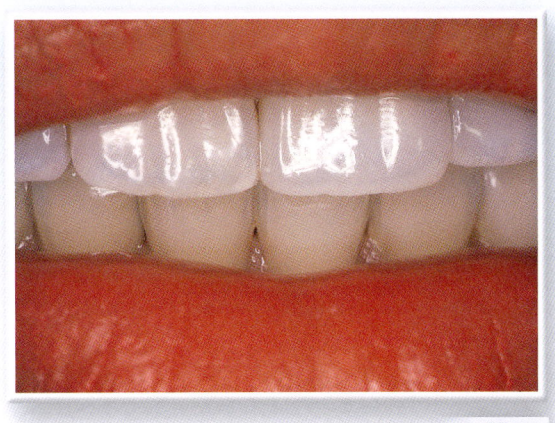

図16

## Incisal effect（インサイザルエフェクト）

|・ナチュラル（Natural）|適度に目立つ効果。切端部分の明度が低く、隣接面に半透明感が認められる状態。オレンジ系色の縞模様が肉眼で確認可能であり、ハロー効果も認められる（図14）。|
|・ソフト（Soft）|非常に控えめな効果。トランルーセントの境界が繊細でハロー効果が出現している部分の輪郭が認められる。切端部分の縞模様は、非常にわずかで、光の散乱により半透明感が生じている（図15、16）。|

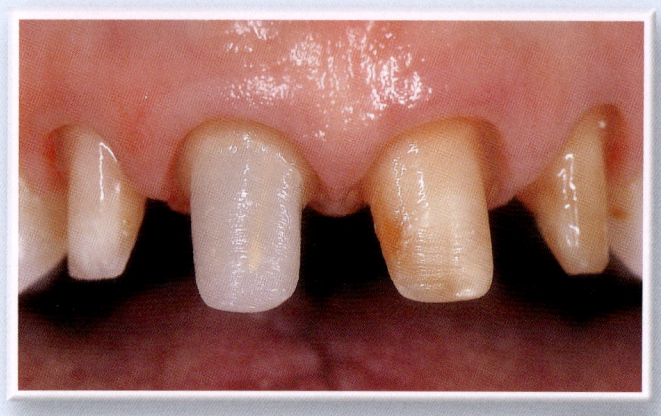

図17

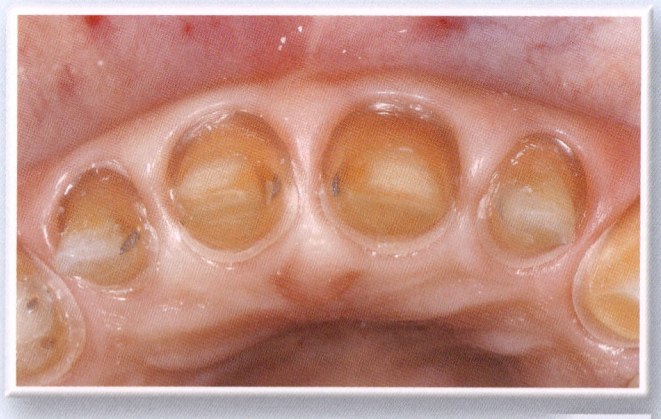

図18

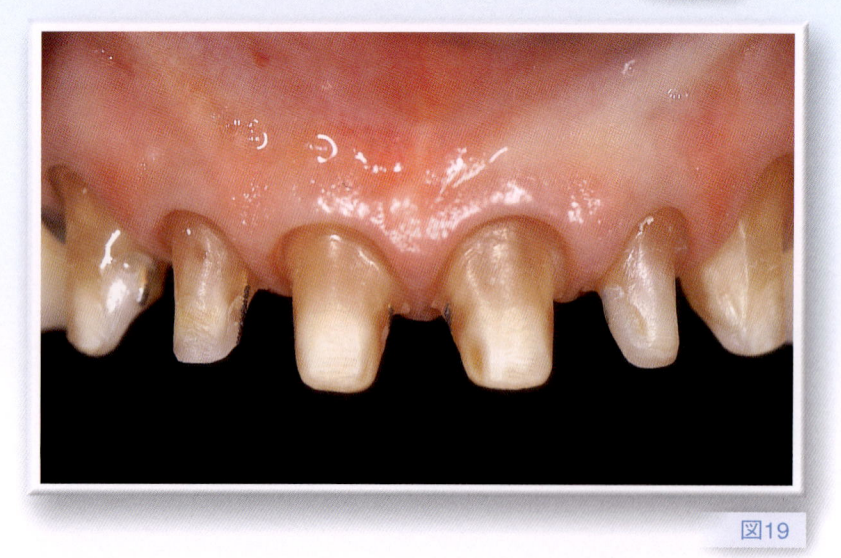

図19

## 支台歯形成

　以下に、様々な修復法に適用する数種類の支台歯形成についてその概要を解説する。

　**・セラモメタルクラウンあるいは、オールセラミッククラウン**
　　これらの支台歯形成では歯質切削量がより多量となる。シェード、排列、機能を著しく改善したい症例あるいは、既存の全部被覆冠を撤去した症例に適している（図17〜25）。

図20

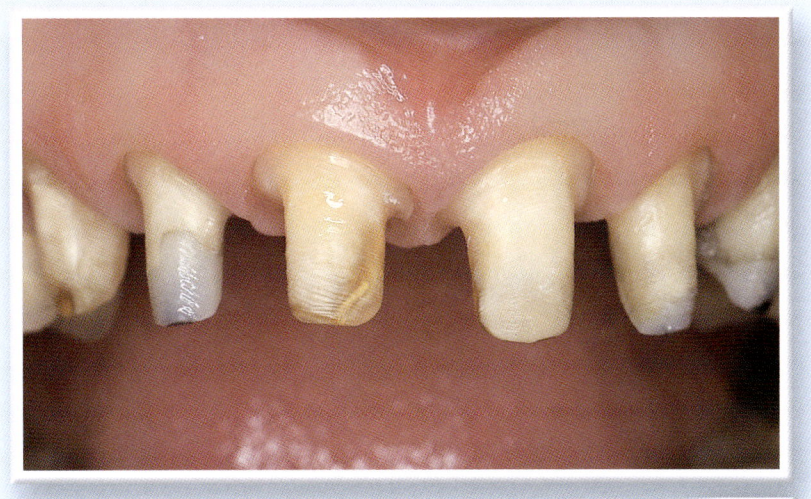

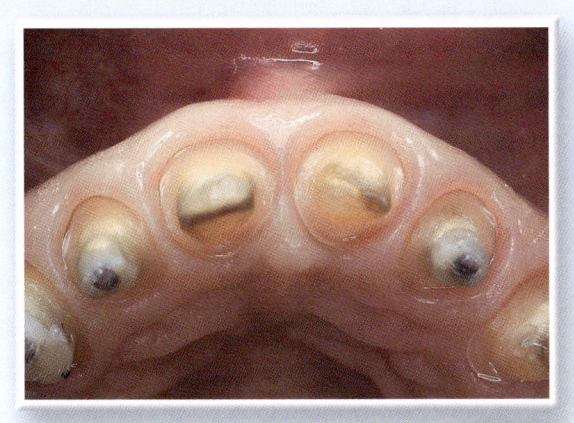

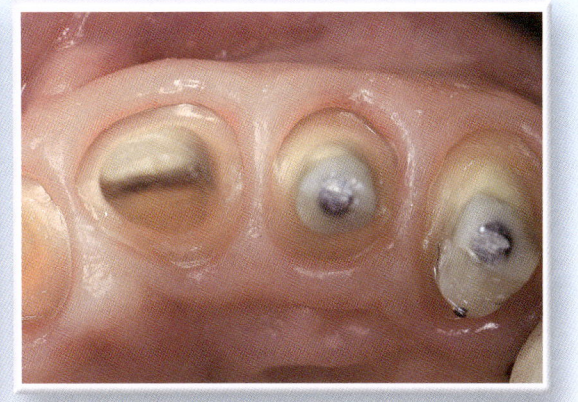

図21

図22

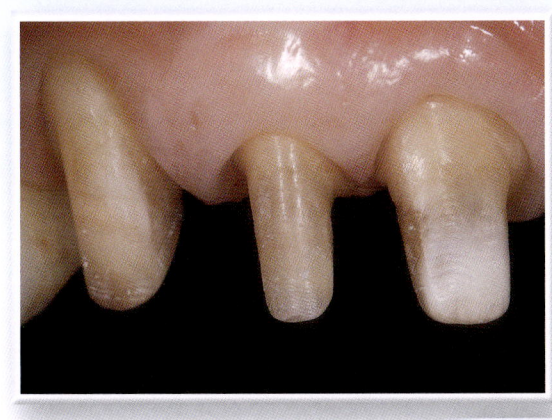

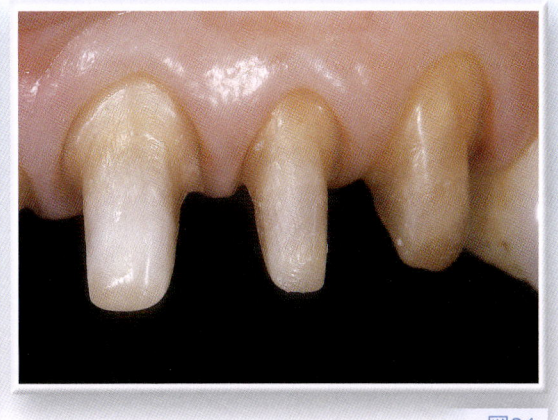

図23

図24

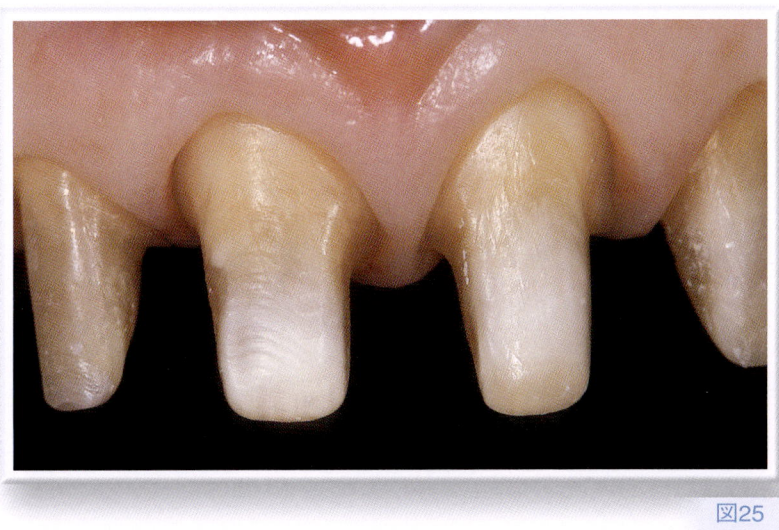

図25

はじめに　xvii

図26

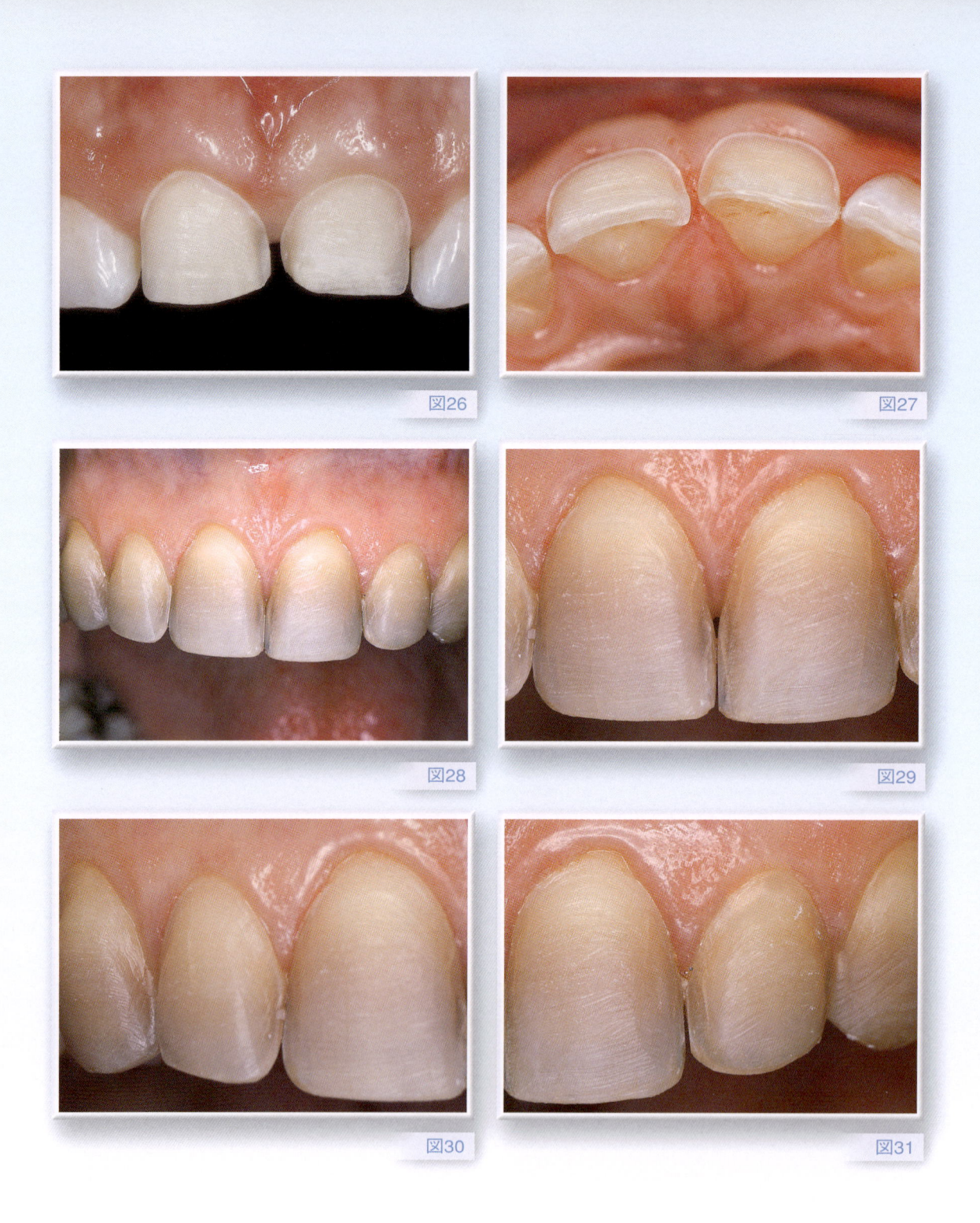

図27

図28

図29

図30

図31

・ポーセレンラミネートベニア

　歯質をより保存したいため、全部被覆冠と比較し、支台歯形成時の歯質切削量はより少量となる（図26〜30）。

図32

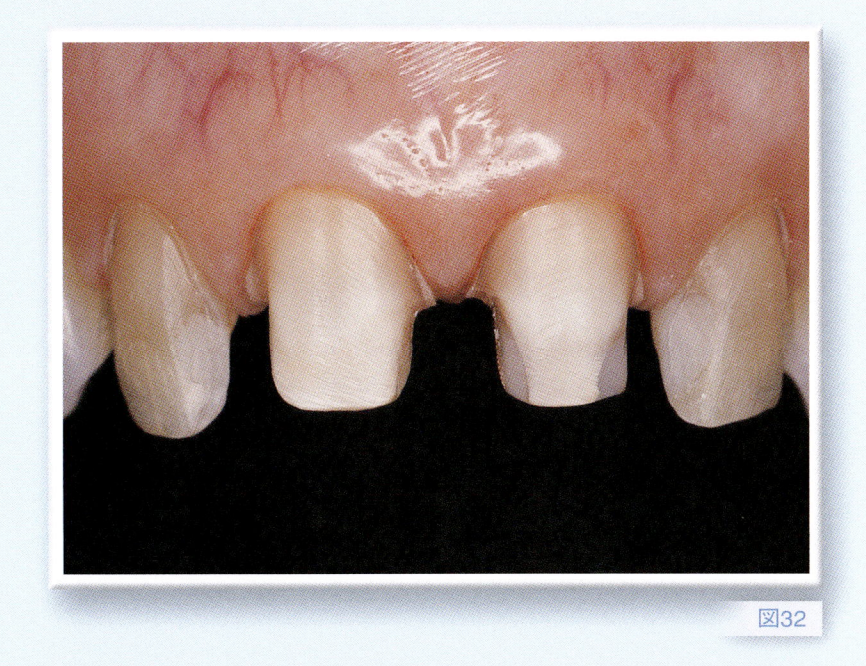

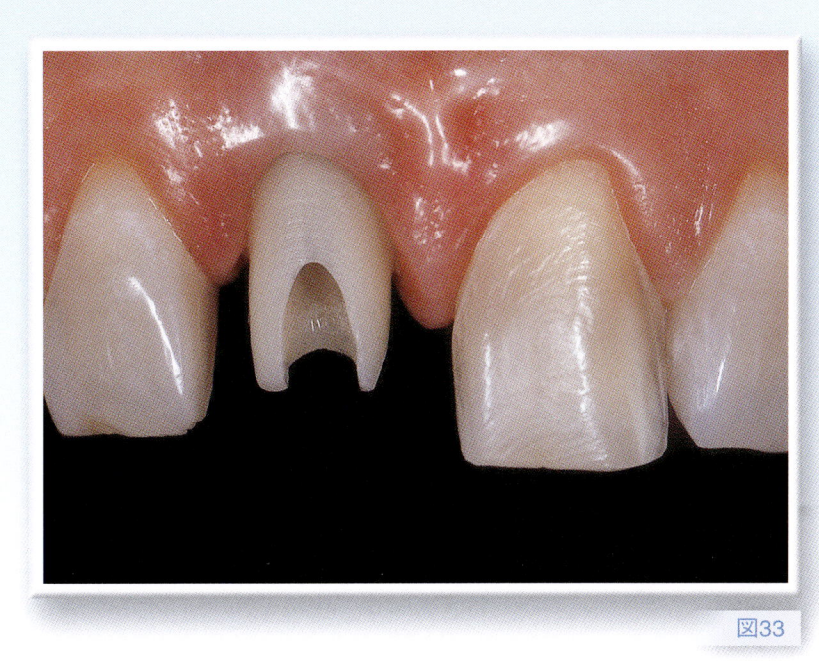

図33

・オールセラミッククラウン、ポーセレンラミネートベニア
　症例によっては、2種類の支台歯形成を同時に適用する場合がある（図32）。

・セラミックアバットメント、ポーセレンラミネートベニア
　インプラント補綴に際し、セラミックアバットメントを適用すると、上部構造の光透過性が最大限に向上する（図33）。

図34

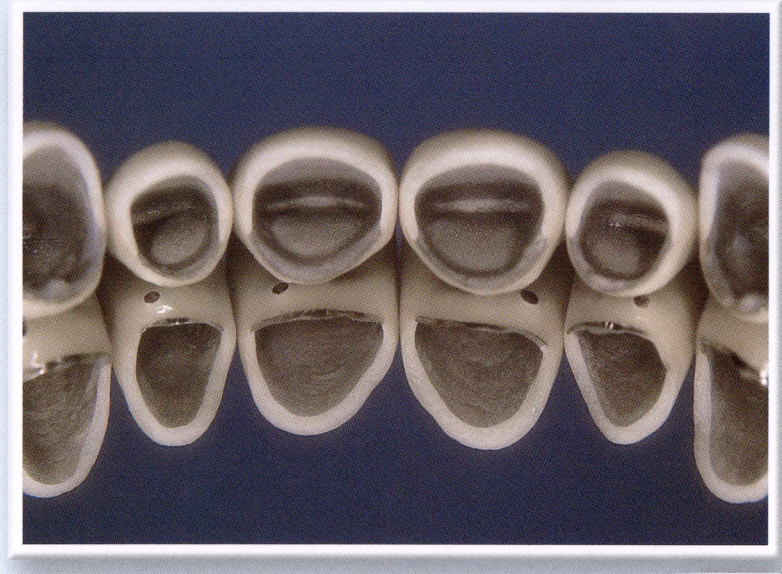

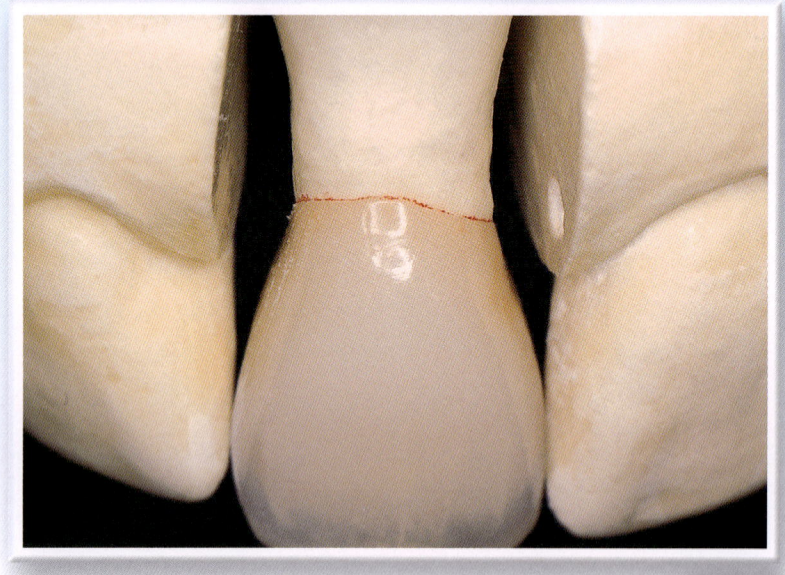

図35

## クラウンシステム

以下に審美補綴処置に利用可能な、様々な種類のクラウンシステムについてその基本を解説する。

**・カラーレスタイプのセラモメタルクラウン**

金属の使用によりクラウンの強度が最大限になるが、唇側部分から金属が肉眼に触れることはない（図34、35）。

図36

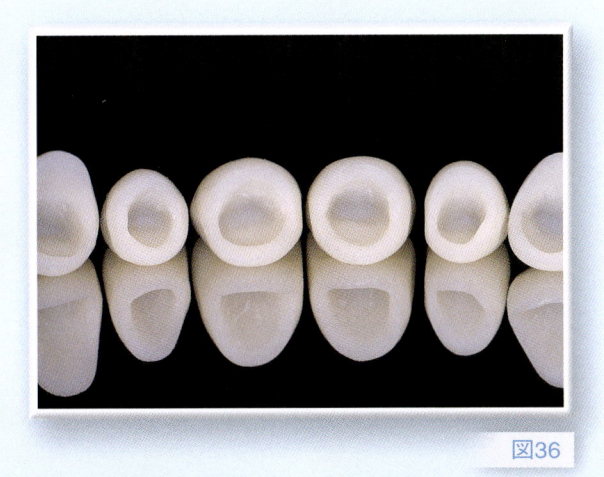

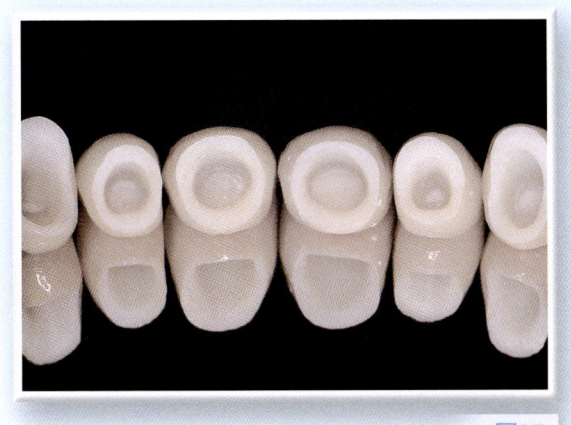

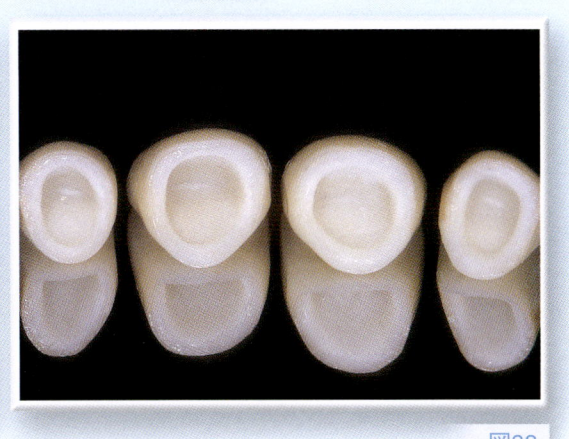

図37

図38

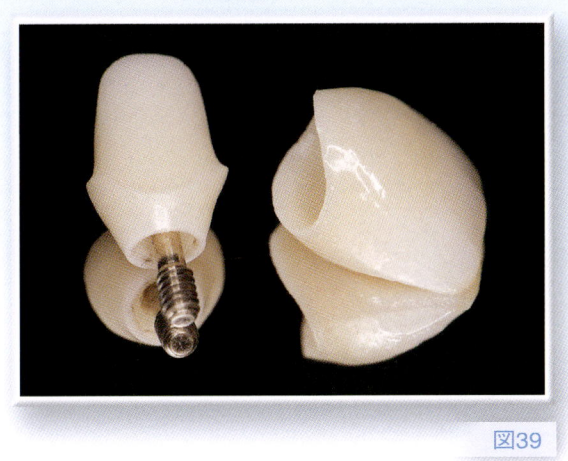

図39

- **オールセラミッククラウン**
  - プレッサブルクラウン（図36）。
  - ガラス粒子を含有するアルミナクラウン（図37）。
  - 高密度で焼結したアルミナクラウン（図38）。
  - オールセラミック製インプラントアバットメントと高密度で焼結したアルミナクラウン（図39）。

図40

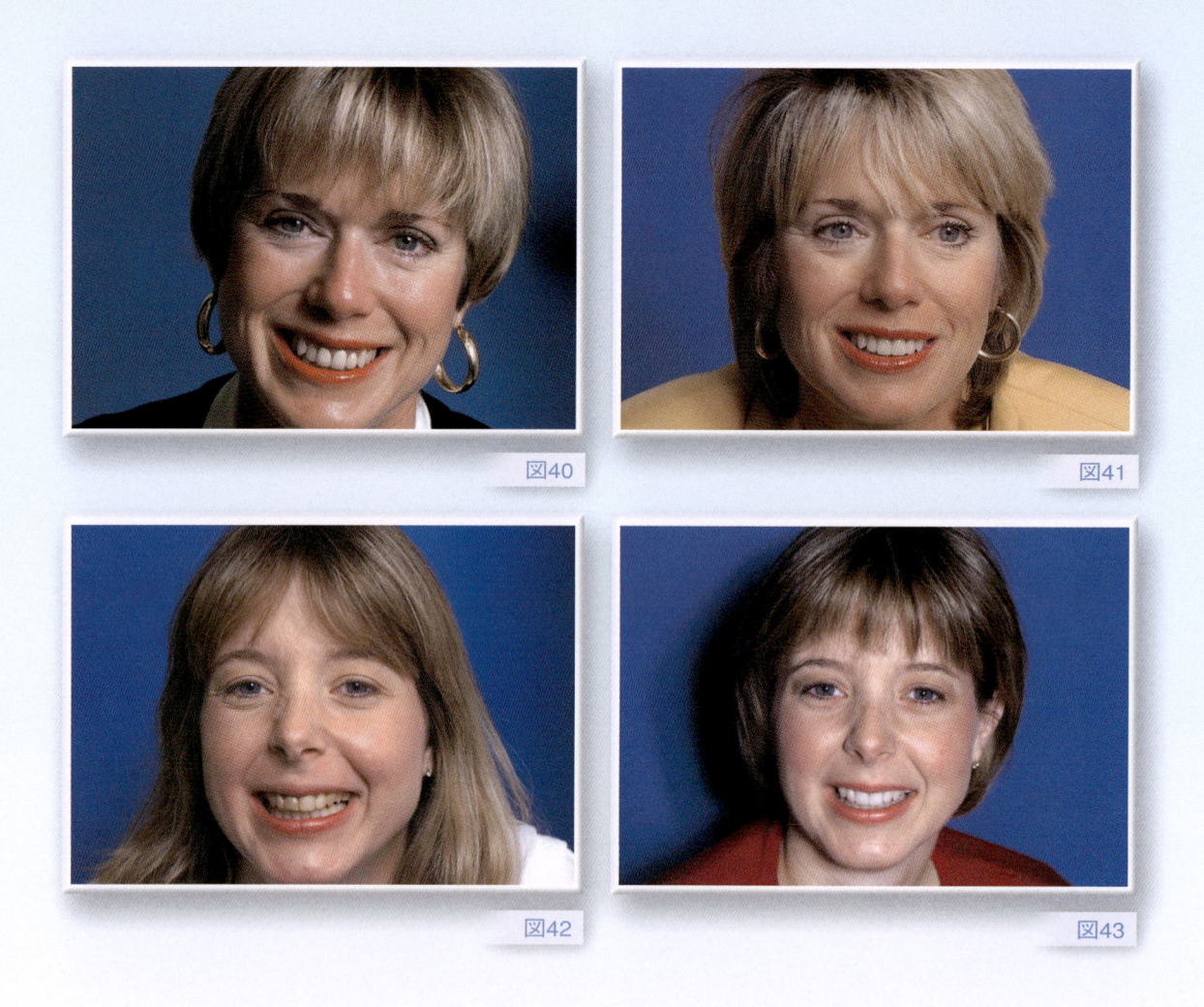

図41

図42

図43

## ユースフルスマイル（若々しい笑顔）のための5つの原則

以下に、ユースフルスマイルのための5つの原則を図を用いて解説する。

・両側中切歯における際立った印象（図40、41）。

・適切な輝度（図42、43）。

・下口唇に沿った凸状のスマイルライン（図44、45）。

・程良い歯冠長（図46、47）。

・適切な歯冠の幅径および唇舌径（図48〜51）。

図44

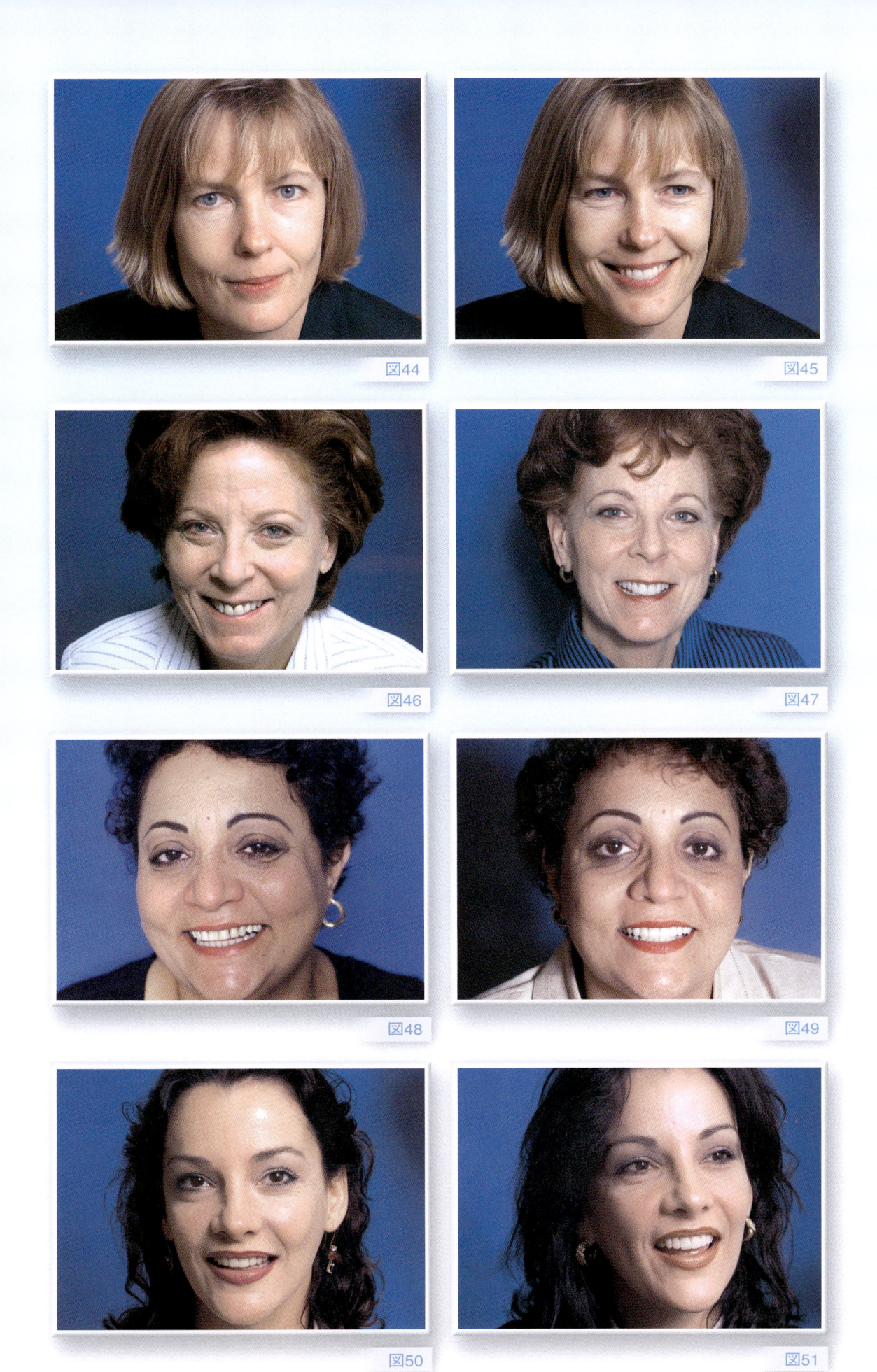

図45

図46

図47

図48

図49

図50

図51

はじめに　xxiii

図52

図53

図54

図55

図56

図57

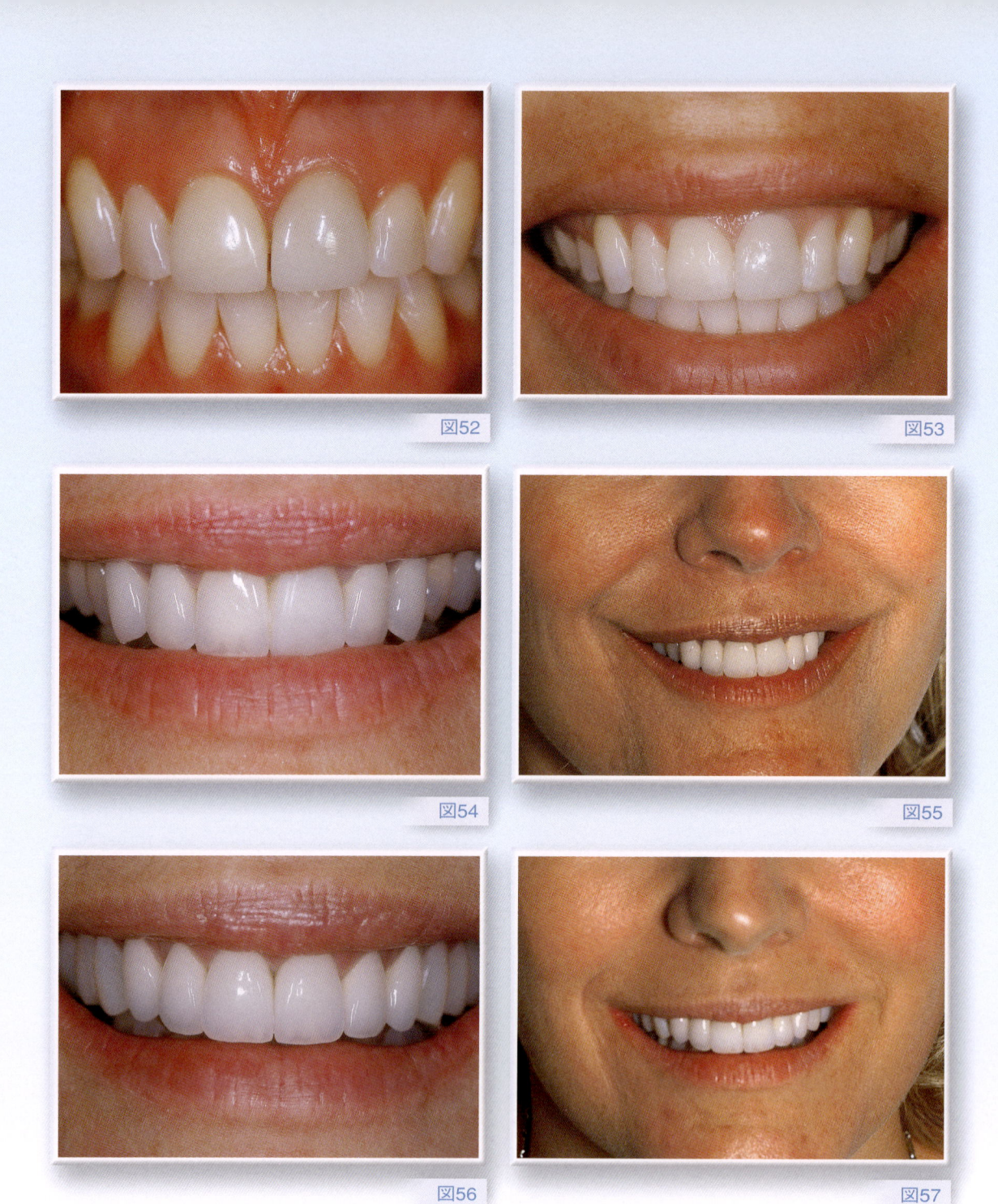

## シミュレーション

　以下に示す4つの方法を採用し、目的とする治療結果をシミュレーションすると良いであろう。

- **・コンポジットレジンによる直接築盛**
  - ・切縁の長さを延長する（図52、53）。
  - ・小臼歯の唇舌径を増加させる。
    - ・術前の状態（図54）。
    - ・上顎両側、中切歯、側切歯、犬歯に新たな補綴物が装着されている（図55）。
    - ・両側小臼歯群にコンポジットレジンによるモックアップが施されている。歯冠の唇側面カントゥアーが増加したことで得られる審美的効果を明らかに知ることができる（図56、57）。

図58　図59

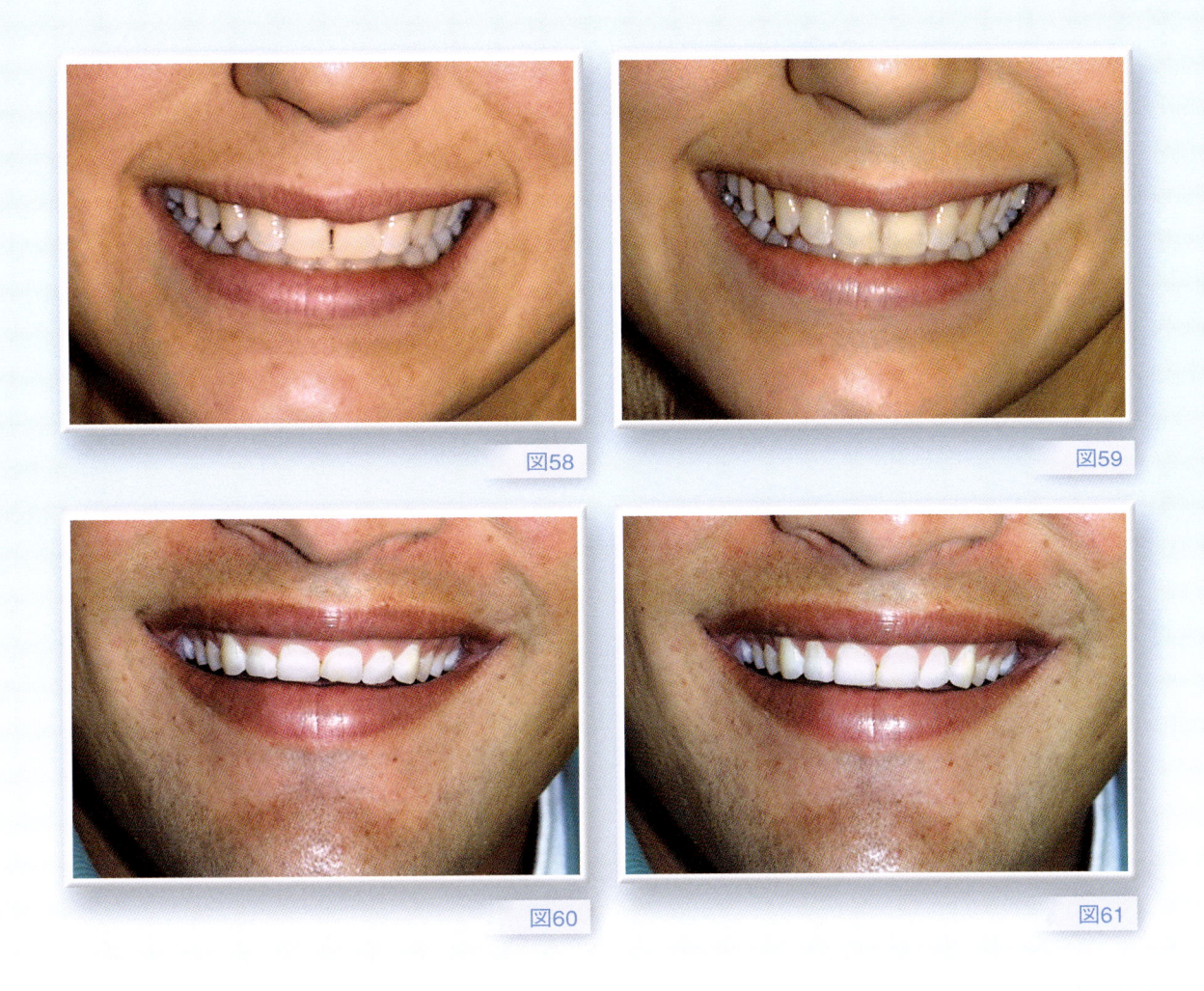

図60　図61

- コンピュータイメージ
  - 正中離開を閉鎖し、両側中切歯の切縁を延長した状態をシミュレーションする（図58、59）。
  - 上顎切歯群の歯冠長を延長した状態をシミュレーションする（図60、61）。

図62

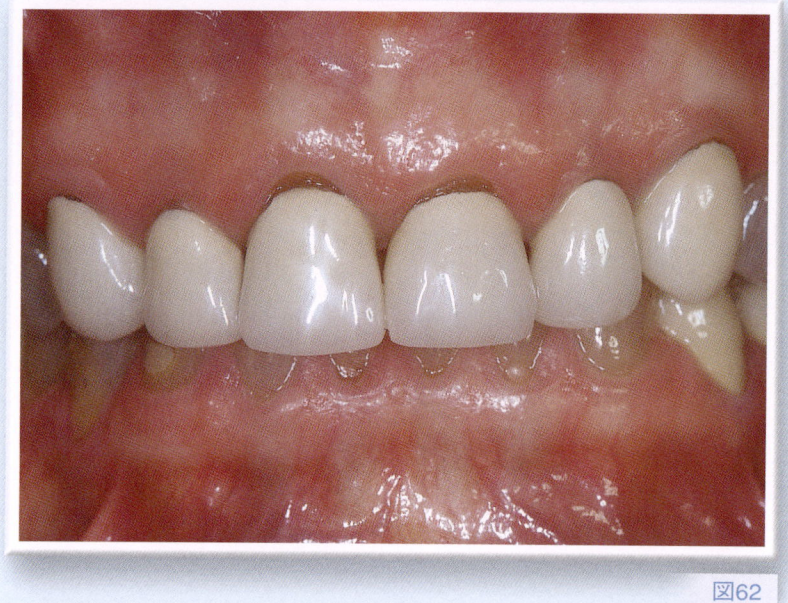

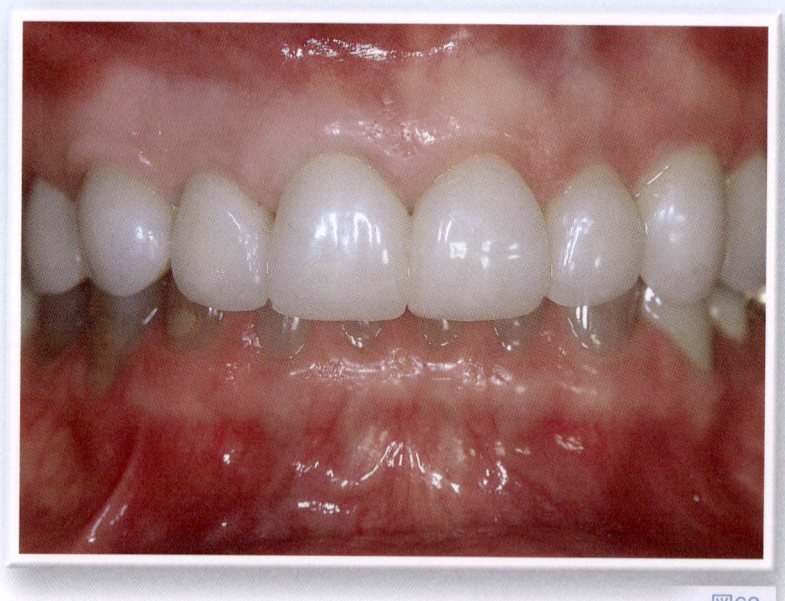

図63

- **プロビジョナルレストレーションの活用（クラウンタイプ、ベニアタイプ）**
  - 術前の状態（図62）。
  - 患者の要望を取り入れて製作されたプロビジョナルレストレーション。口腔内に装着された状態（図63）。
  - 患者固有のインサイザルガイドテーブルを製作すべくプロビジョナル模型をクロスマウントする（図64）。
  - 最終的なエマージェンスプロファイルの形状を確認すべく、完成した補綴物を分割していない模型（最終印象に2度目に石膏を注入して製作した模型）に戻す（図65～67）。
  - 最終的に完成したオールセラミッククラウン。口腔内に装着された状態。歯冠部の光透過性に改善が加えられ、全体的に輝度が向上している。また小臼歯唇側面のカントゥアーも増加している（図68）。

図64

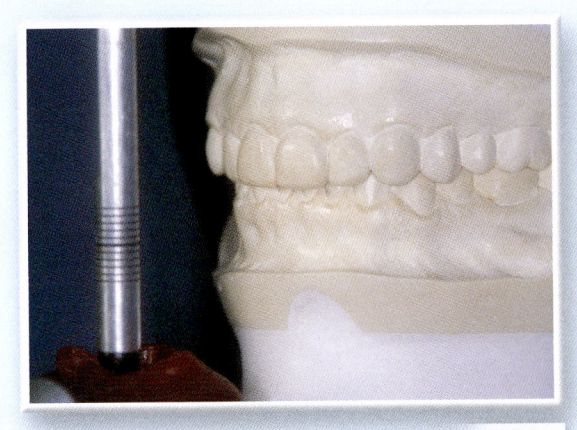

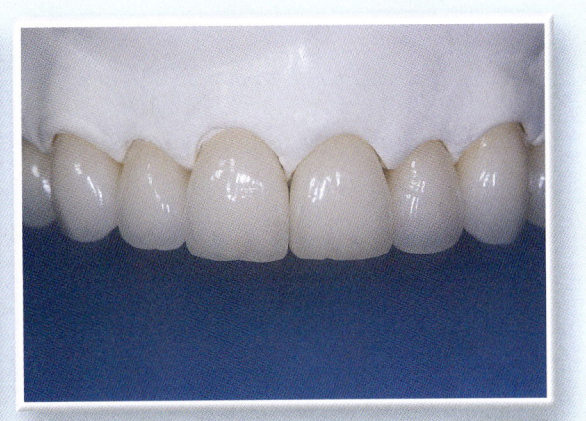

図65

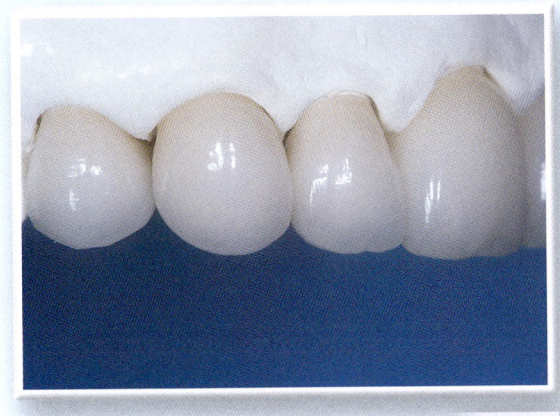

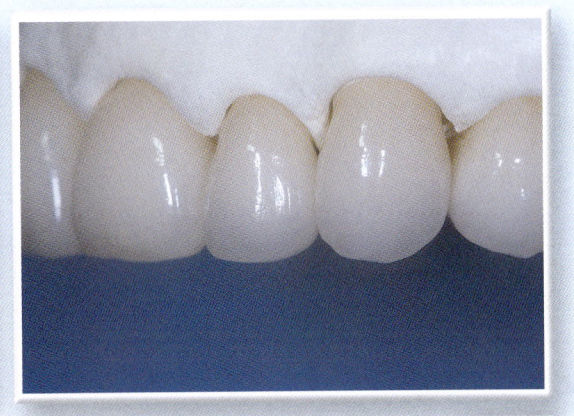

図66

図67

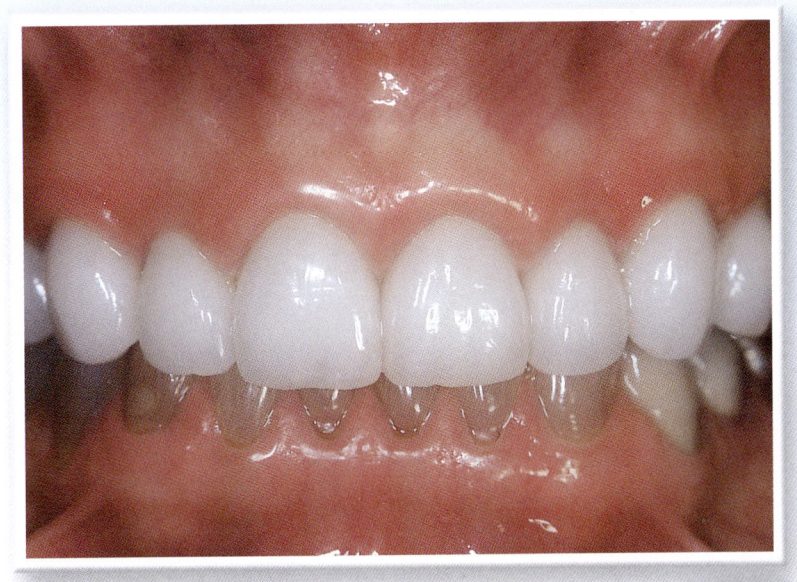

図68

はじめに　xxvii

図69

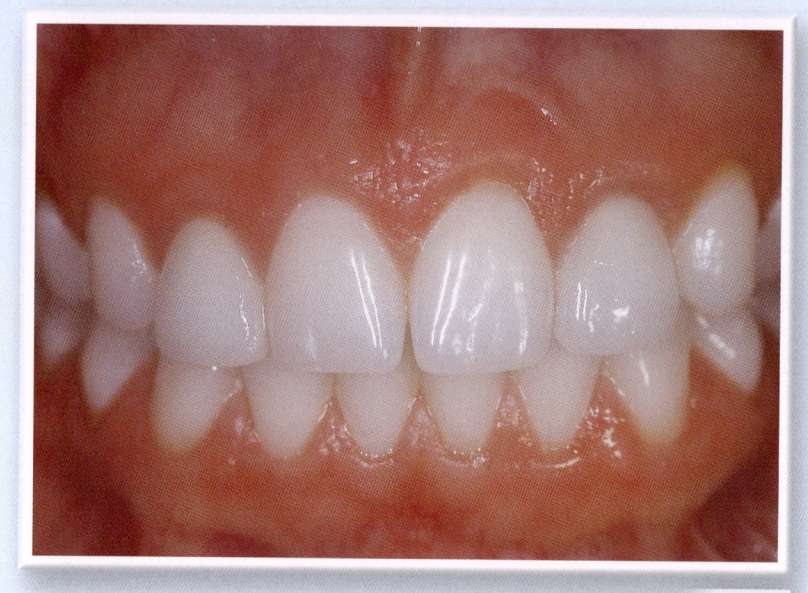

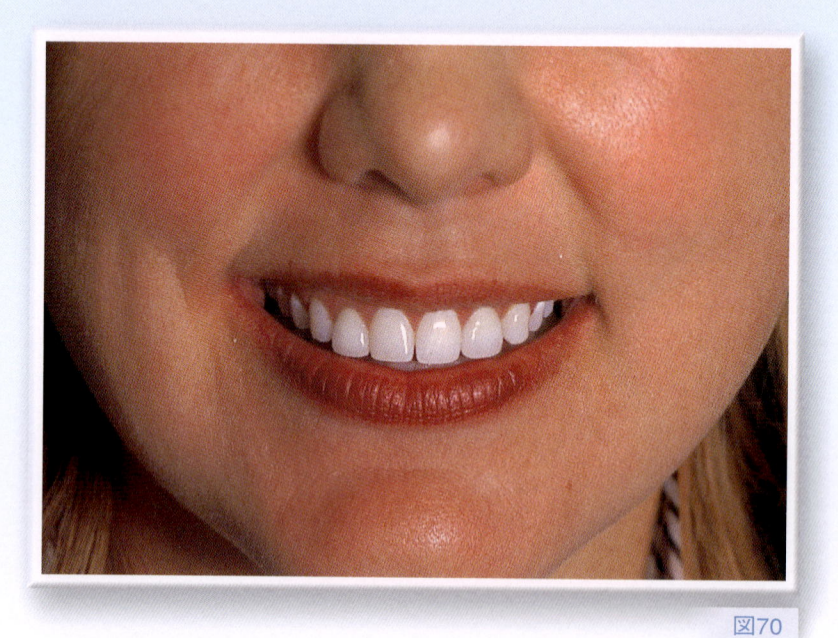

図70

- **診断用ワックスアップの活用**
  - 術前の状態（図69、70）。
  - 患者の要望を取り入れ、歯冠長を延長し、カントゥアーを増加した。診断用ワックスアップを示す（図71）。
  - 診断用ワックスアップの精密印象を採得した後、印象面にテンポラリーレジンを注入する。この状態で口腔内へ戻す（図72）。
  - テンポラリーレジンを用いた即時モックアップが完成した状態（図73、74）。
  - こうした状態になって初めて、新たに設定した歯冠長とカントゥアーが評価可能になる（図75）。

図71

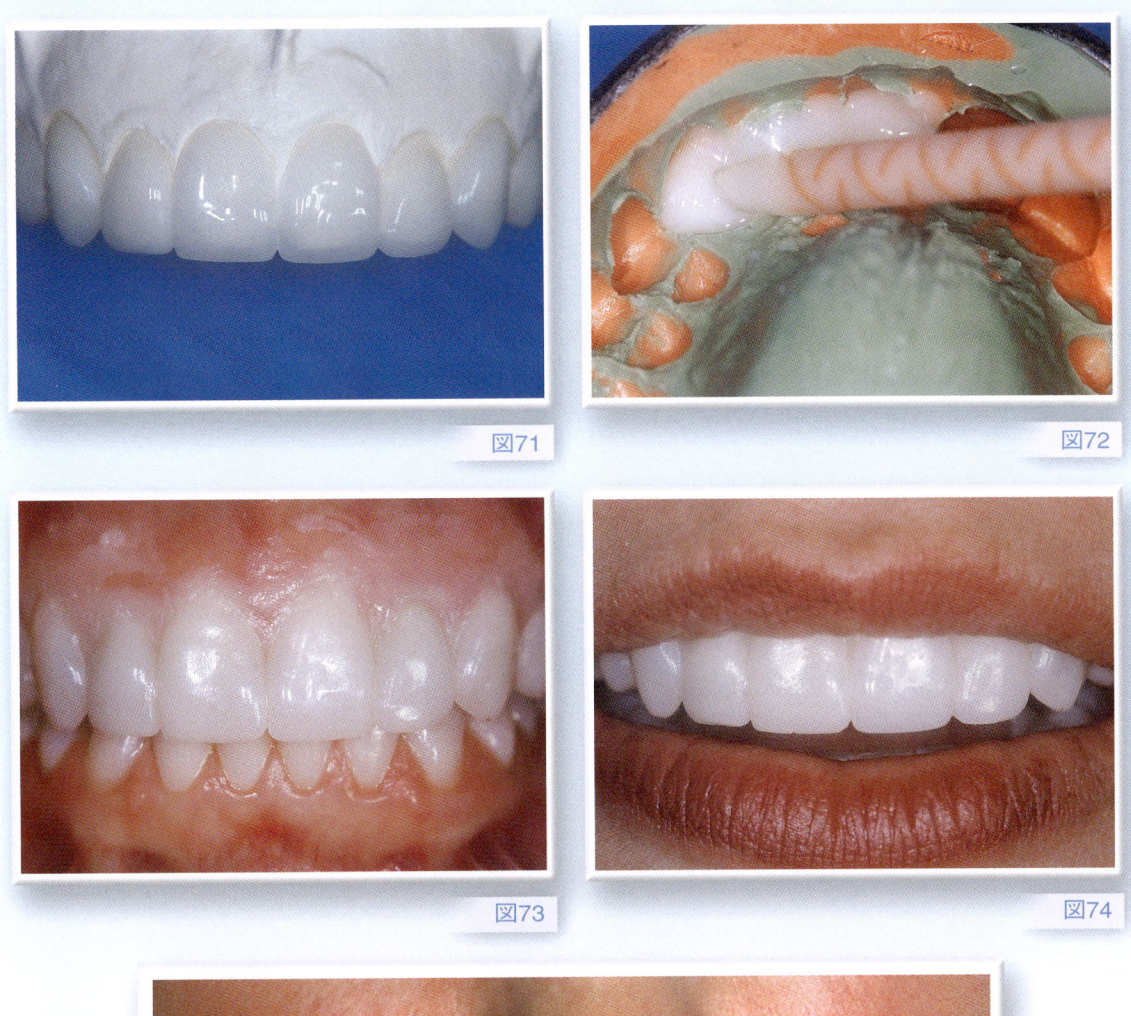

図72

図73

図74

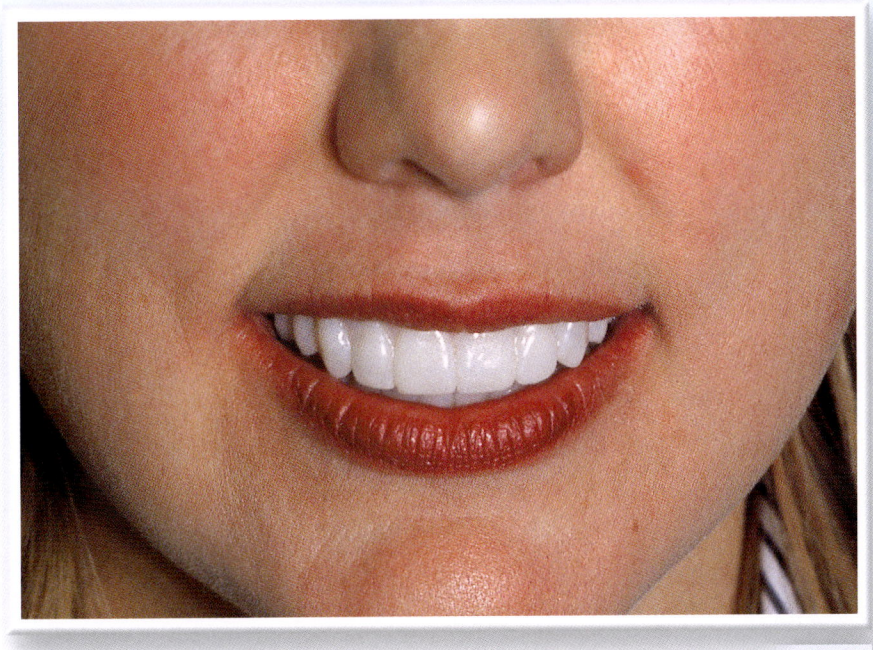

図75

はじめに xxix

| 図76 | 図77 |
| --- | --- |
| 図78 | 図79 |

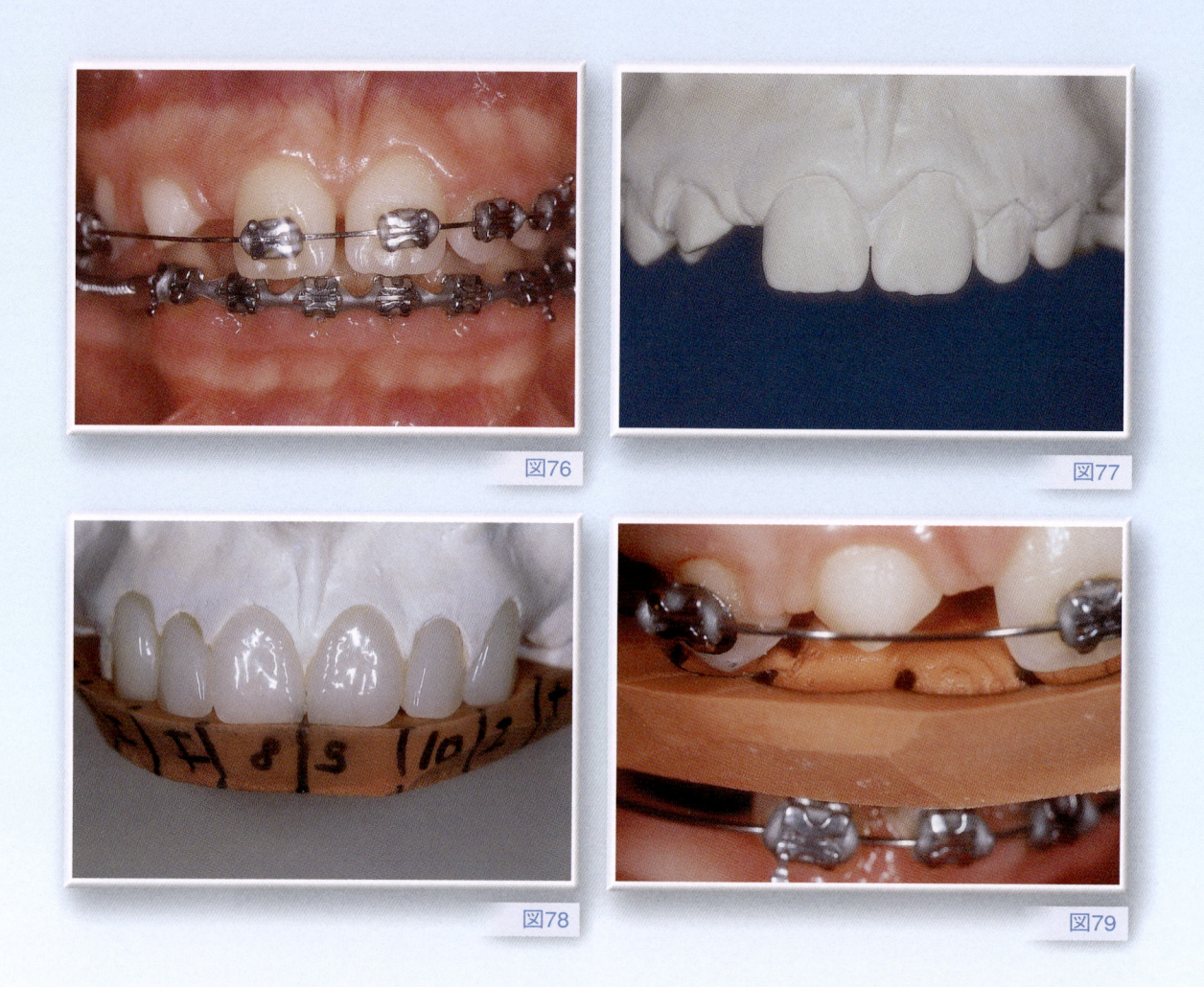

- 補綴治療を希望して来院した初診時の状態。上顎両側乳犬歯および上顎右側乳側切歯が残存している。上顎両側犬歯、第一小臼歯上顎右側側切歯、上顎左側第二小臼歯が先天性欠如（図76）。
- アルジネート印象から製作した研究用模型。ブラケットは模型上で削去した（図77）。
  診断用ワックスアップを実施し、切縁の位置を記録すべくシリコン材料でジグを製作した（図78）。
- ジグを口腔内に戻した状態。各々の歯牙における最適な位置を確認し、矯正医に治療目標を示すことができる（図79）。
- 矯正治療が修了した後、乳歯の抜去、歯冠長延長術、インプラント体の埋入などに先立ち、診断用ワックスアップから製作したテンポラリーレジン製のモックアップを利用して、最終補綴物の外形、スマイルライン、辺縁歯肉の高さなどを再評価する（図80、81）。
- 初診時の顔貌所見（図82）とモックアップが装着された状態（図83）（ワックスアップ担当 Mr. Edwin Kee CDT）。

図80

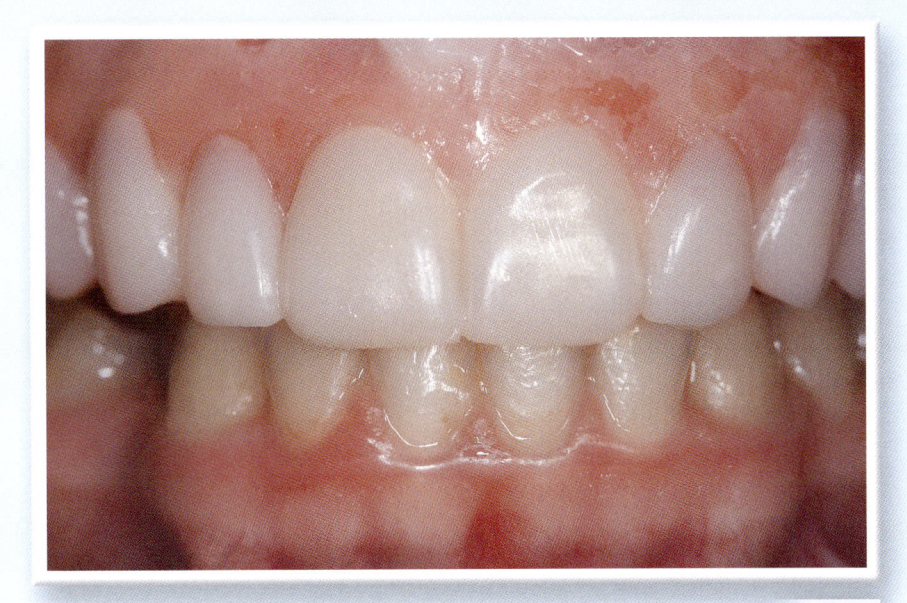

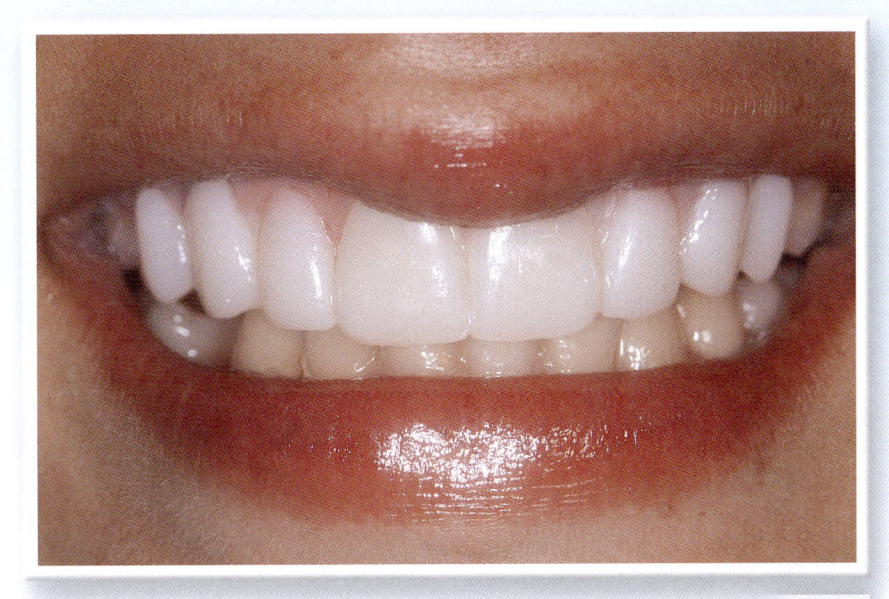

図81

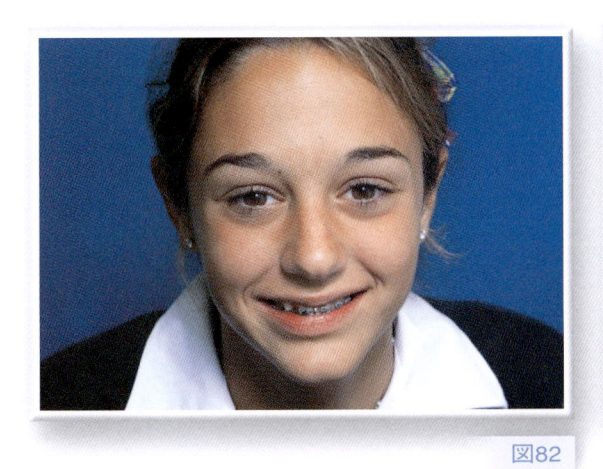

図82

図83

はじめに xxxi

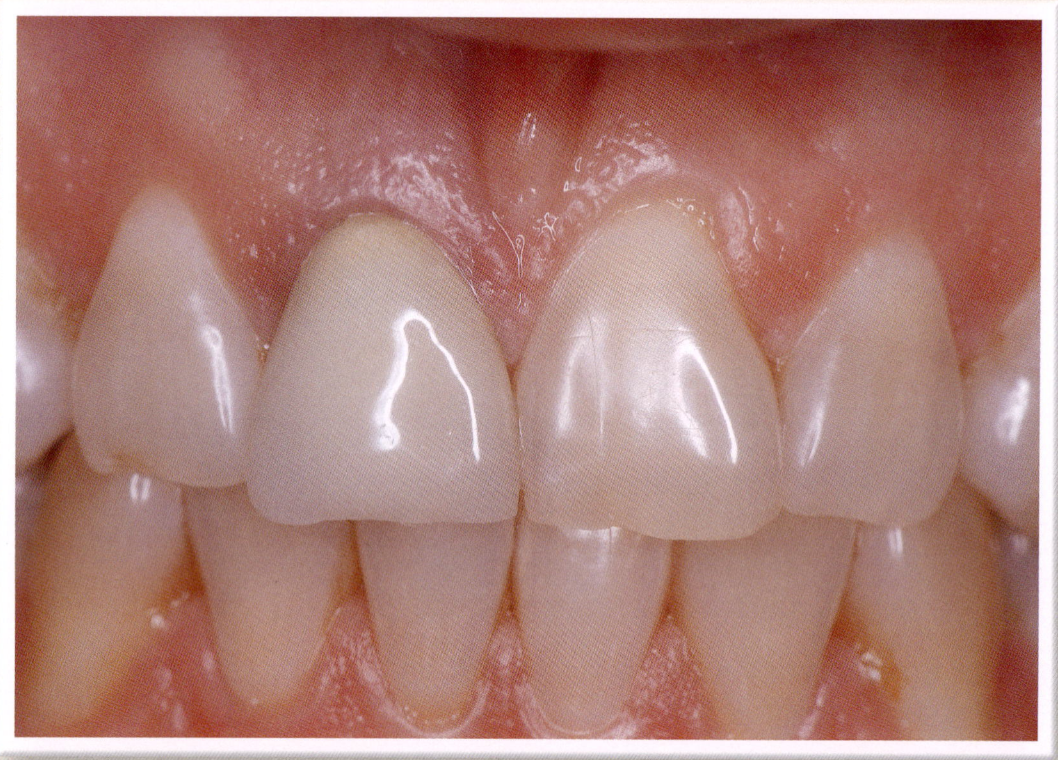
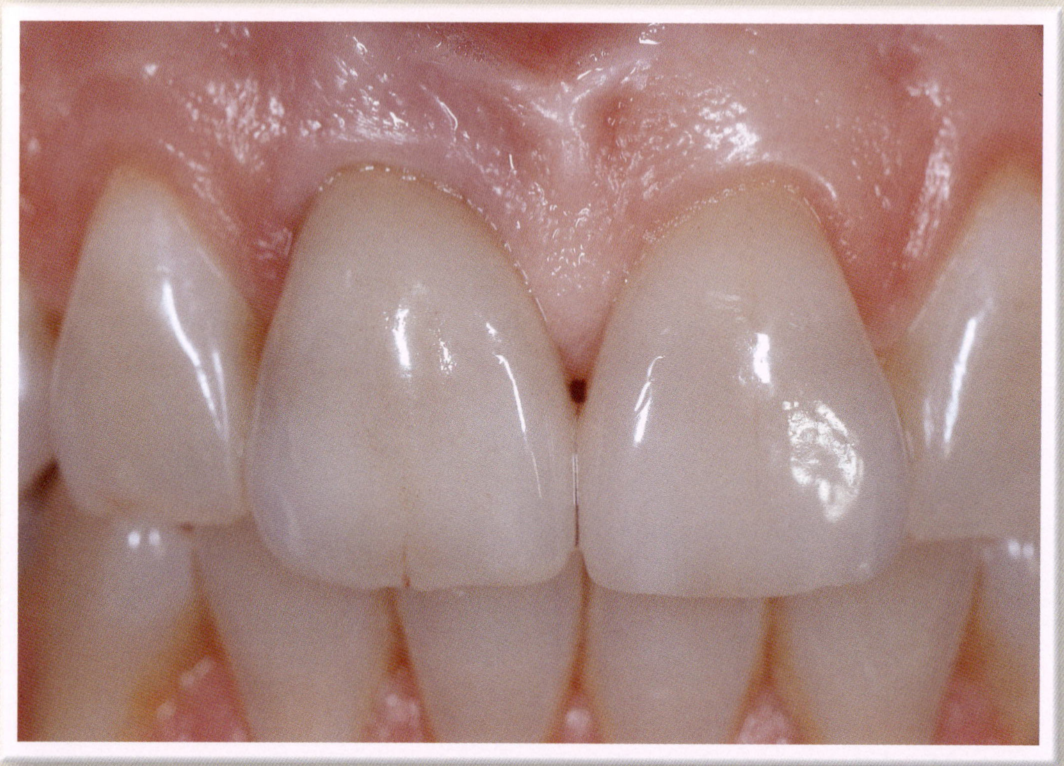

# Tinted
## Shades

キャラクタライゼーションが施されたシェード

**ティンテッド※シェードは、**

**様々な色が混ざり合った**

**歯列を有する症例および、**

**1歯あるいは2歯のみに限定した**

**修復を実施する症例に**

**最も適している。**

※ティンテッド（tinted）　ほのかな色がついた、濃淡・明度に微妙な変化が認められるようす。

# 第1章

# Case A.L.

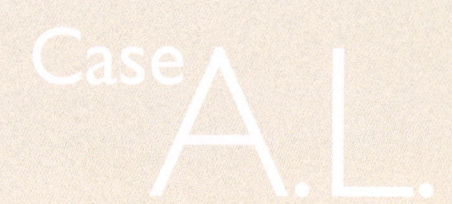

### 患者の要望
- 残根の保存。

### 治療計画
- 歯根が短いため、矯正力を用いた挺出は実施しない。
- 鋳造ポストコアの装着後、セラモメタルクラウンで修復。

### シェードの選択

| サーヴィカル | ボディー | インサイザル |
|---|---|---|
| A3.5 | A3.5 | A3 |

### スマイルデザイン

| | | | | | |
|---|---|---|---|---|---|
| **排列** | パーフェクト | <u>ブレンド</u> | ディスクリート | ライブリー | |
| **輝度** | マキシマム | ハイ | ナチュラル | モデレイト | <u>ティンテッド</u> |
| **形態** | パーリー | ラウンド | <u>バランス</u> | デリケート | ストロング |
| **インサイザル エフェクト** | <u>ナチュラル</u> | ソフト | | | |

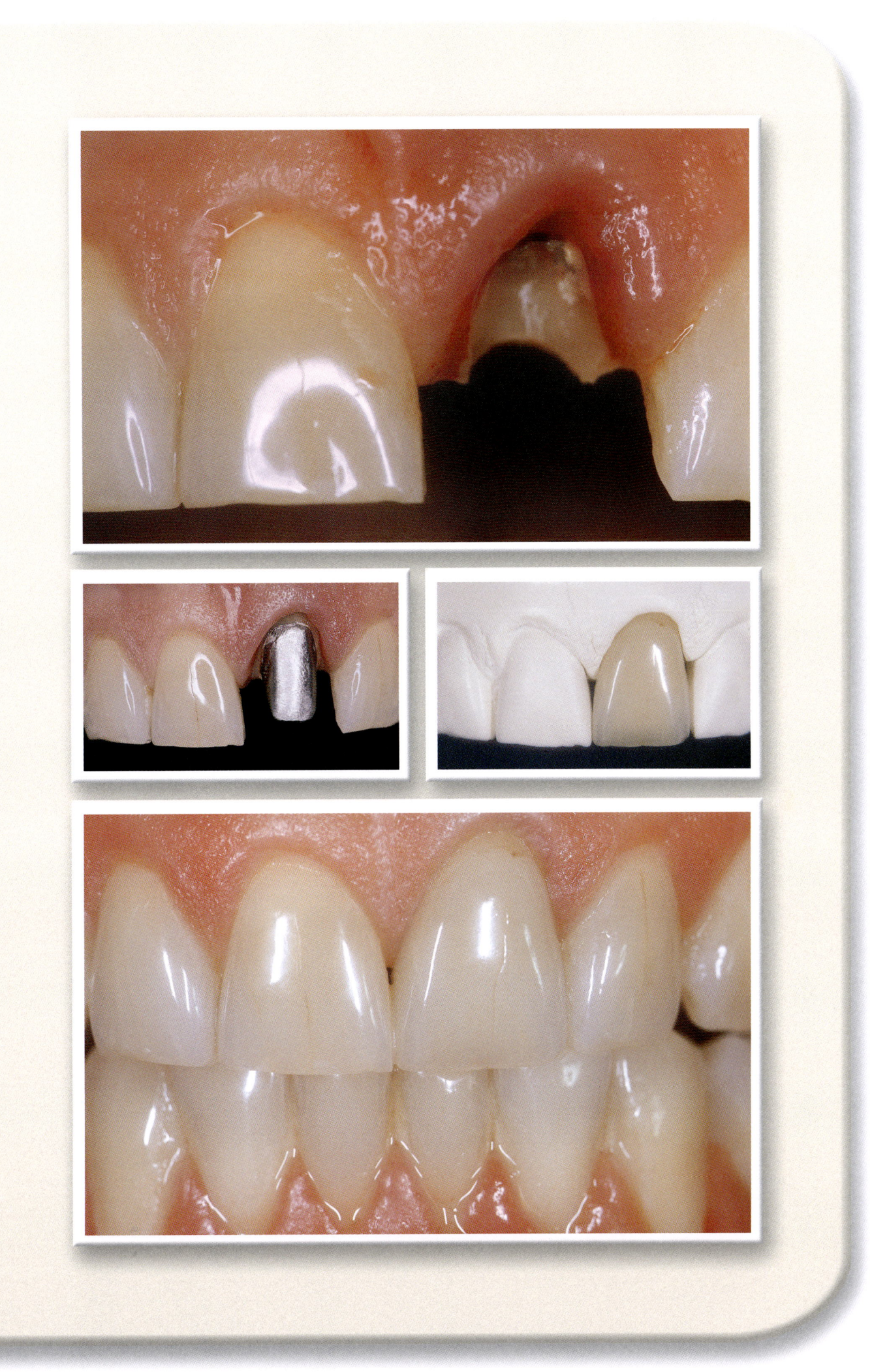

Tinted Shades 3

# Case A.I.

## 治療計画

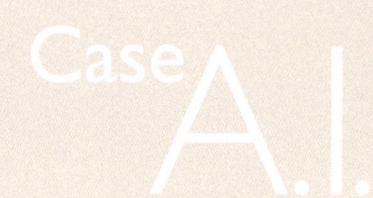

- 上顎右側中切歯の抜去（歯内療法学的見地から保存不可能なため）。
- 上顎右側中切歯の矯正的挺出。
- インプラント体の即時埋入。1回法インプラントシステムを適用。
- インプラント体の埋入後4ヵ月経過した後にプロビジョナルレストレーションを装着。
- 上顎右側中切歯にはポーセレンクラウン、左側中切歯にはポーセレンラミネートベニアを装着。

## シェードの選択

| サーヴィカル | ボディー | インサイザル |
|---|---|---|
| A3 | A2 80%<br>A3 20% | A2 |

## スマイルデザイン

| 排列 | パーフェクト | **ブレンド** | ディスクリート | ライブリー | |
|---|---|---|---|---|---|
| 輝度 | マキシマム | ハイ | ナチュラル | モデレイト | **ティンテッド** |
| 形態 | パーリー | **ラウンド** | バランス | デリケート | ストロング |
| インサイザル<br>エフェクト | **ナチュラル** | ソフト | | | |

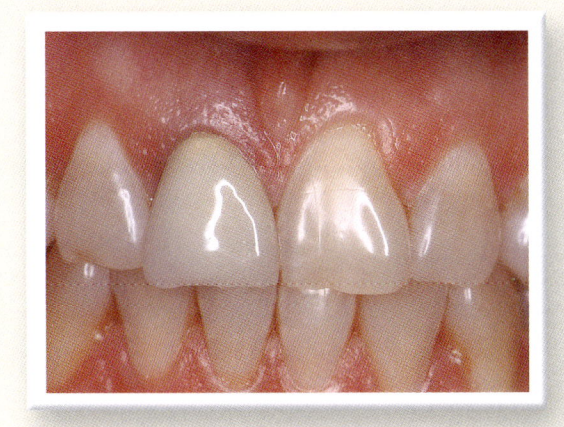

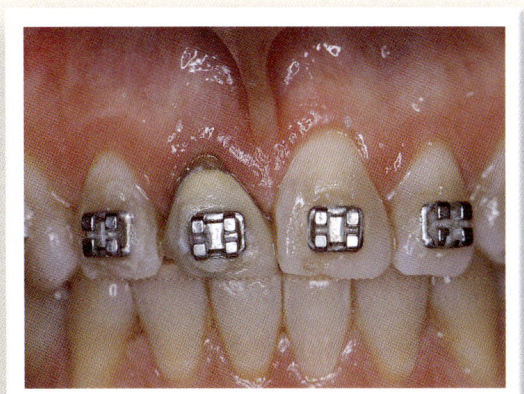

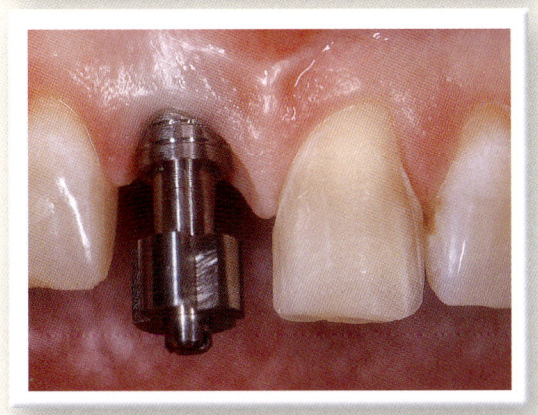

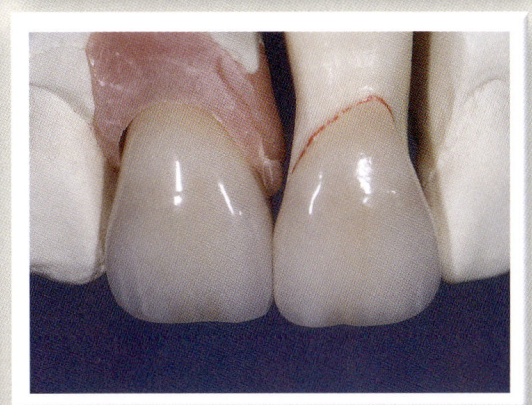

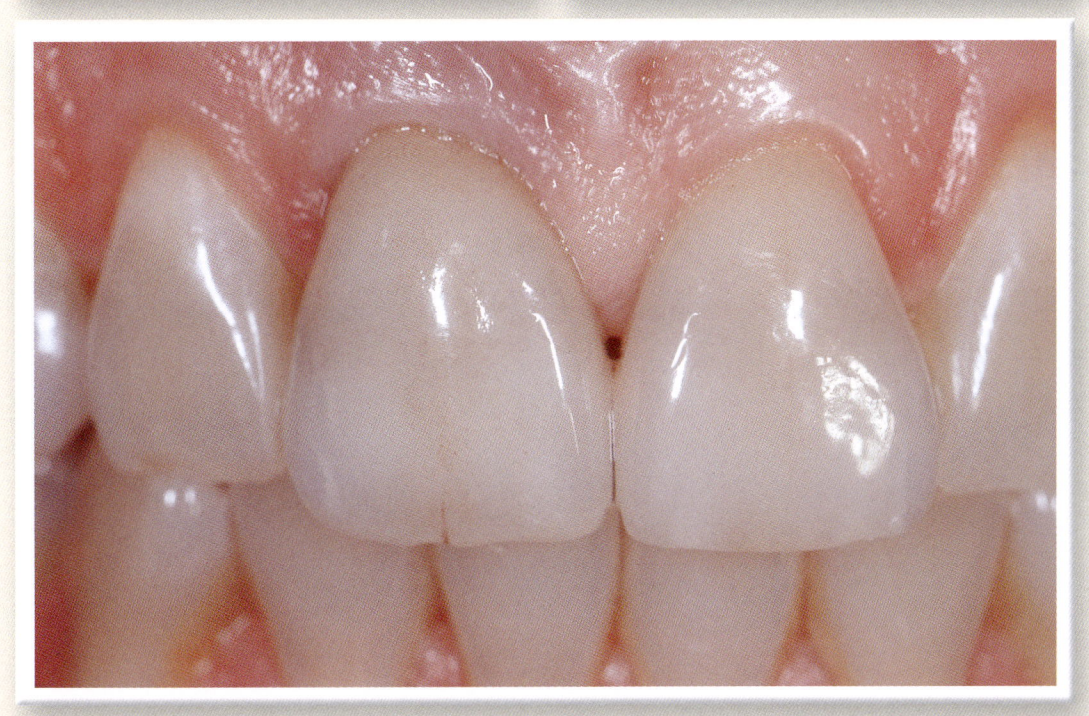

Tinted Shades 5

# Case F.H.

### 患者の要望
- 上顎左側中切歯部に装着されたインプラント補綴物の外観を改善する。
- 正中離開を閉鎖する。

### 治療計画
- 左側中切歯部に埋入されたインプラント体にジルコニウムアバットメントを装着。その後アバットメント上にスキャンにより製作したラミネートベニアと同様の支台歯形態が付与されたコーピングを装着。コーピングは、中等度の密度を有する焼結アルミナ製。
- 両側中切歯を従来型のポーセレンラミネートベニアで修復。

### シェードの選択

| サーヴィカル | ボディー | インサイザル |
|---|---|---|
| A3.5 50% | A3.5 60% | A3.5 |
| A4   50% | A4   40% | |

### スマイルデザイン

| | | | | | |
|---|---|---|---|---|---|
| 排列 | パーフェクト | **ブレンド** | ディスクリート | ライブリー | |
| 輝度 | マキシマム | ハイ | ナチュラル | モデレイト | **ティンテッド** |
| 形態 | パーリー | ラウンド | **バランス** | デリケート | ストロング |
| インサイザルエフェクト | **ナチュラル** | ソフト | | | |

Tinted Shades 7

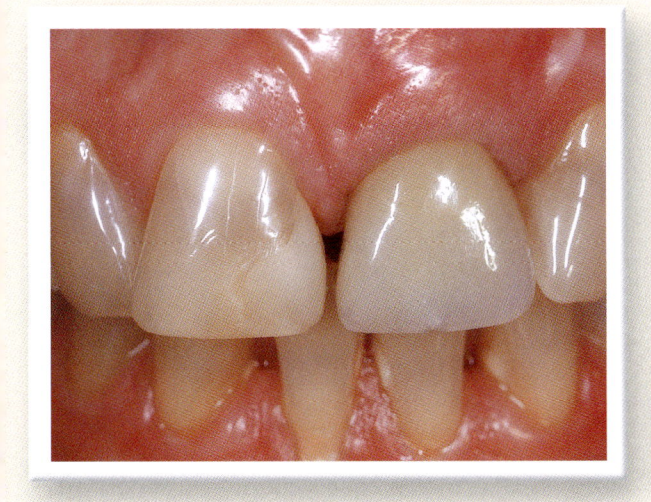

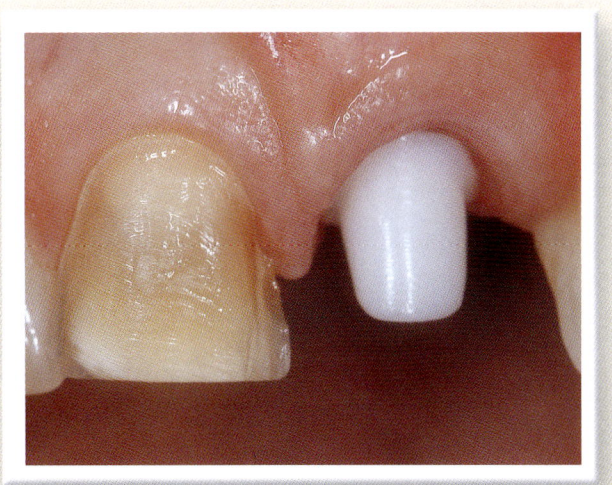

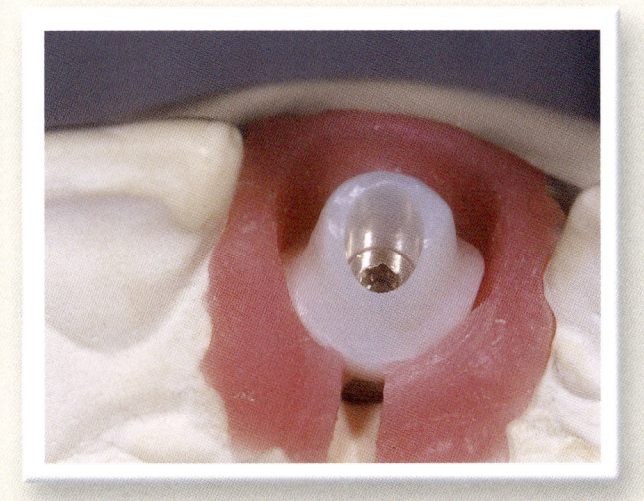

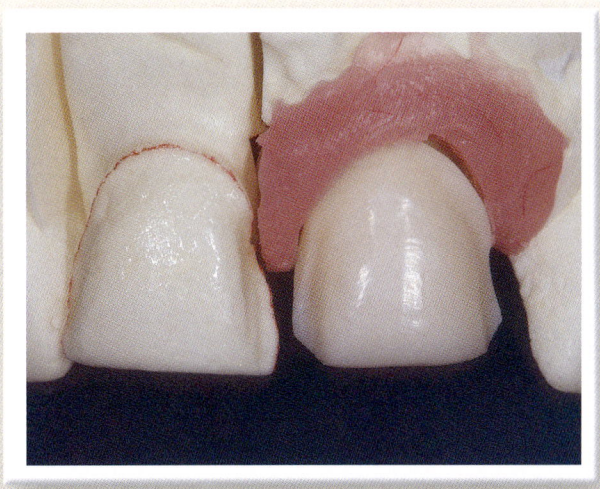

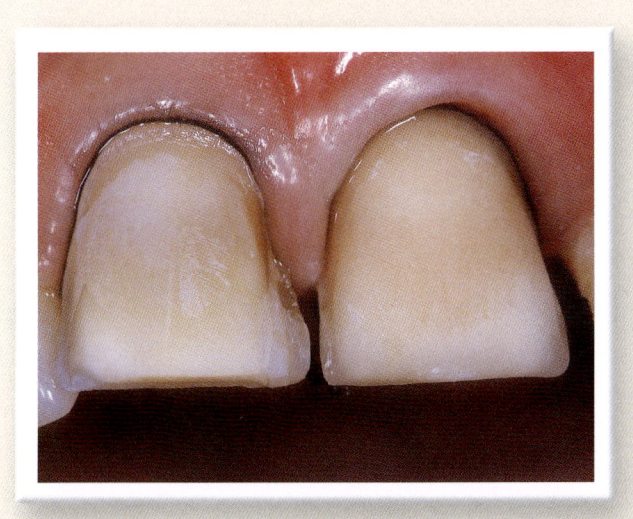

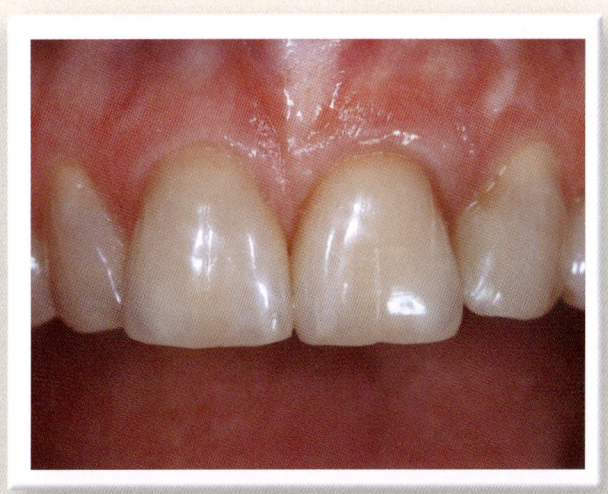

# Case S.C.

### 患者の要望
- 歯質の切削量を最小限にする。
- 上顎両側中切歯の形態を回復する（正常な歯冠長に戻す）。
- 天然歯列と調和する修復処置の実施。

### 治療計画
- 適切なアンテリアガイダンスを確立すべく下顎前歯部の叢生を矯正治療にて改善。
- 下顎前歯部の舌側にリンガルワイヤーをボンディングし、下顎前歯部を永久固定。
- 両側中切歯にポーセレンラミネートベニアを装着。
- オクルーザルガードの装着を指示。

### シェードの選択

| サーヴィカル | ボディー | インサイザル |
|---|---|---|
| A3 | A2 40%<br>A3 60% | A3 |

### スマイルデザイン

| 排列 | パーフェクト | ブレンド | ディスクリート | <u>ライブリー</u> |
|---|---|---|---|---|
| 輝度 | マキシマム | ハイ | ナチュラル | モデレイト | <u>ティンテッド</u> |
| 形態 | パーリー | ラウンド | バランス | デリケート | <u>ストロング</u> |
| インサイザル<br>エフェクト | <u>ナチュラル</u> | ソフト | | | |

Smile Design

Tinted Shades 9

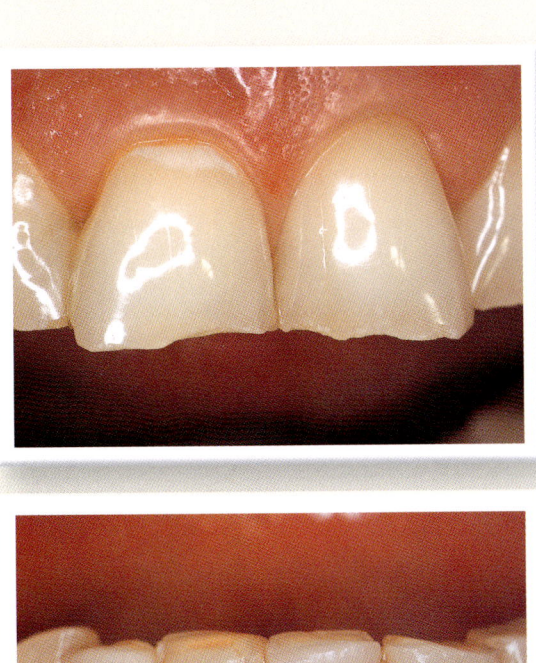

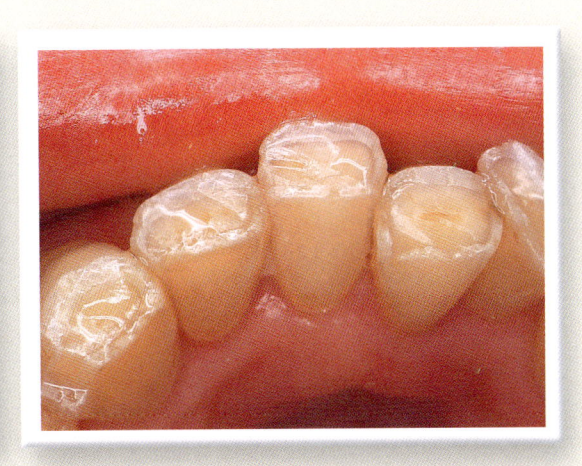

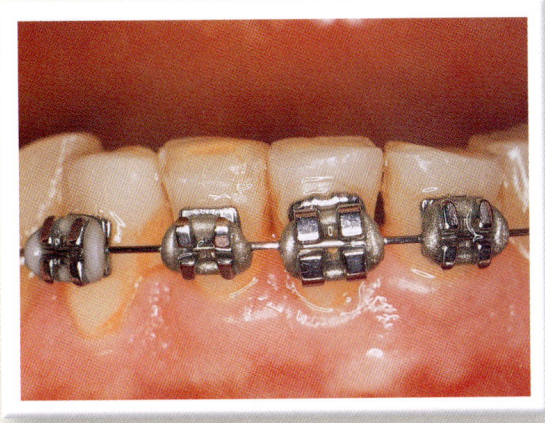

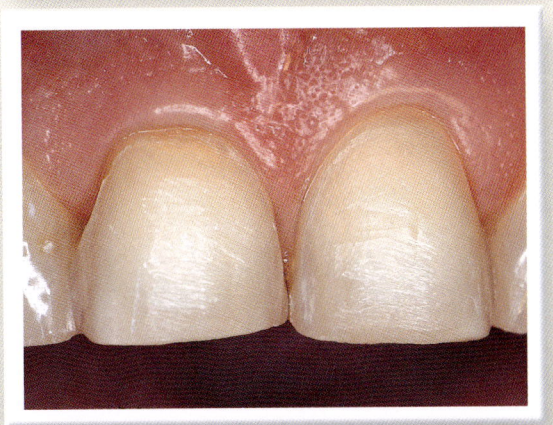

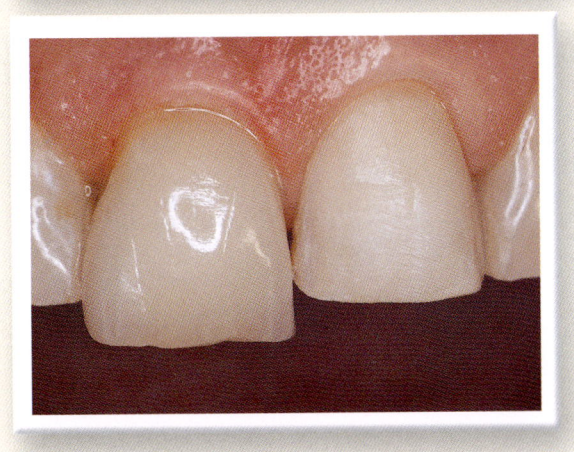

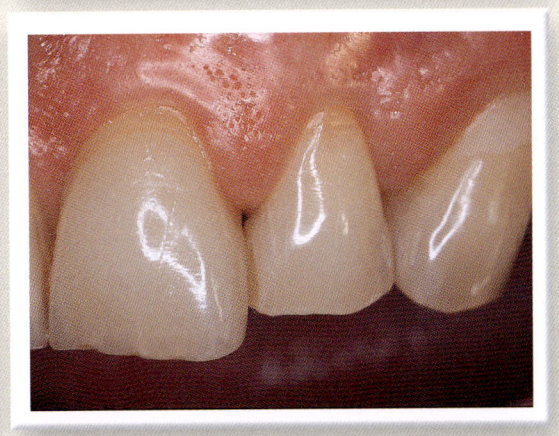

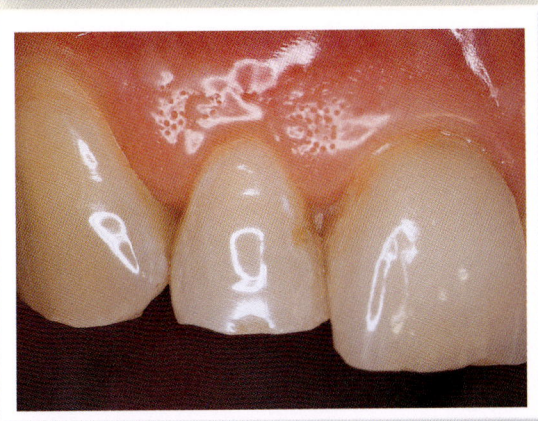

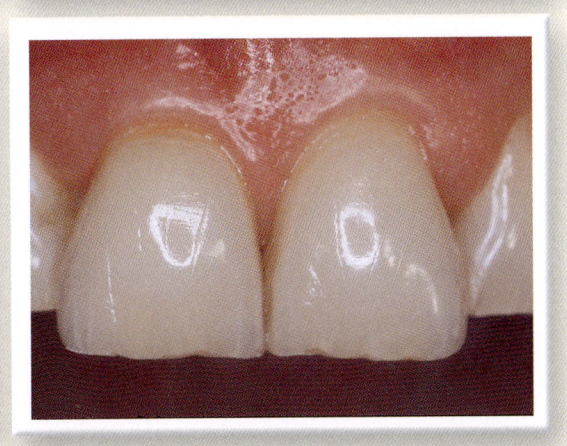

# Case F.Q.

### 治療計画
・矯正治療に引き続き、上顎両側切歯（矮小歯）の形態を
ポーセレンラミネートベニアを用いて改善。

### シェードの選択

| サーヴィカル | ボディー | インサイザル |
|---|---|---|
| A3.5 | A2 50% | A2 50% |
|  | A3 50% | A3 50% |

### スマイルデザイン

| | | | | | |
|---|---|---|---|---|---|
| 排列 | パーフェクト | ブレンド | ディスクリート | ライブリー | |
| 輝度 | マキシマム | ハイ | ナチュラル | モデレイト | ティンテッド |
| 形態 | パーリー | ラウンド | バランス | デリケート | ストロング |
| インサイザルエフェクト | ナチュラル | ソフト | | | |

Smile Design

Tinted Shades  11

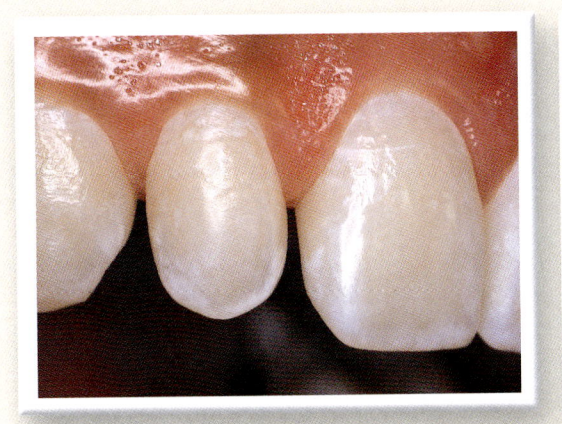

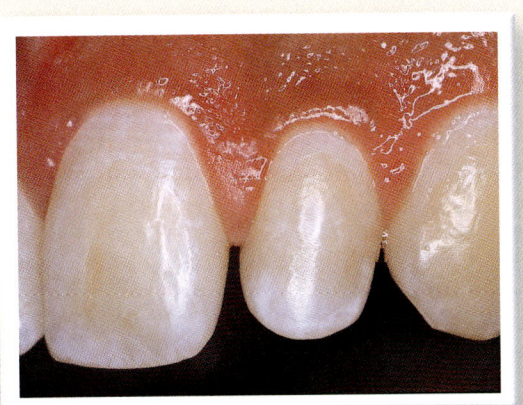

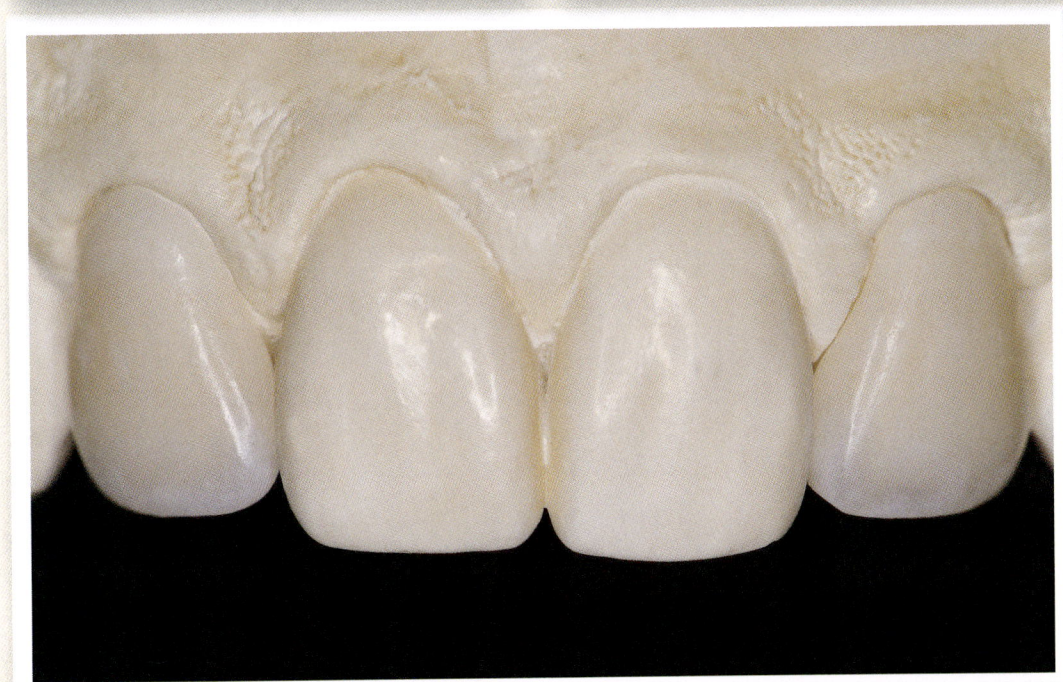

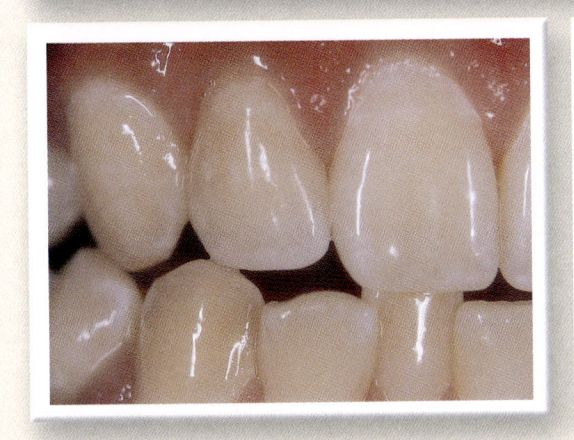

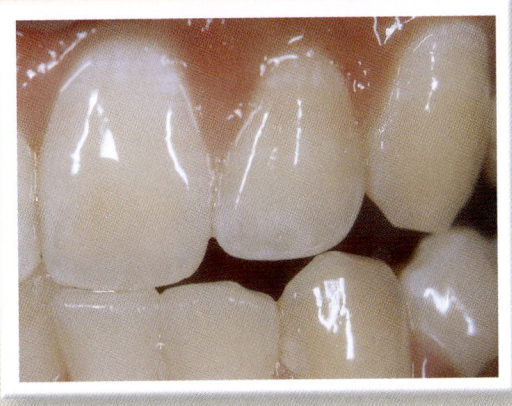

# Case S.D.

### 治療計画
- 垂直的咬合高径を挙上し、修復のためのスペースを確保する。
- 3/4ポーセレンラミネートベニアを、下顎の両側中切歯、側切歯に装着。両側犬歯にはポーセレンクラウンを装着。

### シェードの選択

| 中切歯 | 側切歯 | 犬歯 |
|---|---|---|
| D2 | D2 | D2 70%<br>D3 30% |

### スマイルデザイン

| 排列 | パーフェクト | ブレンド | ディスクリート | ライブリー | |
|---|---|---|---|---|---|
| 輝度 | マキシマム | ハイ | ナチュラル | モデレイト | ティンテッド |
| 形態 | パーリー | ラウンド | バランス | デリケート | ストロング |
| インサイザルエフェクト | ナチュラル | ソフト | | | |

Tinted Shades 13

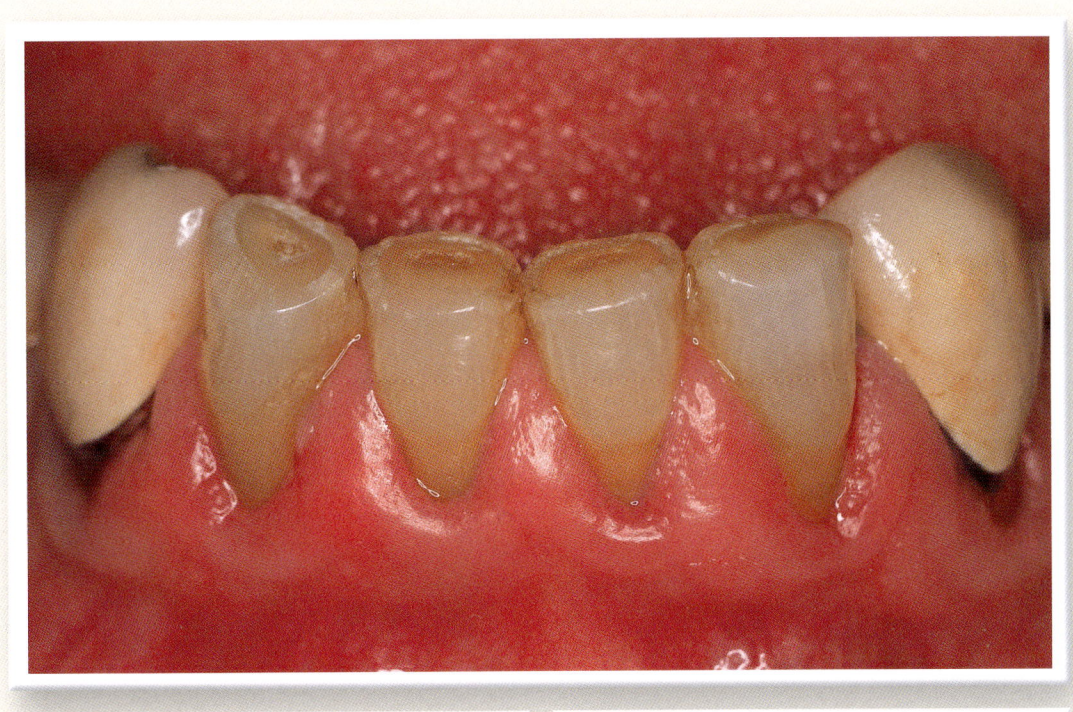

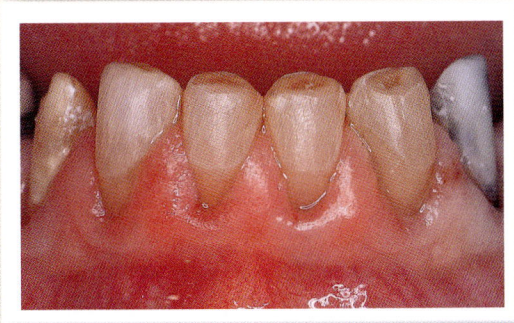

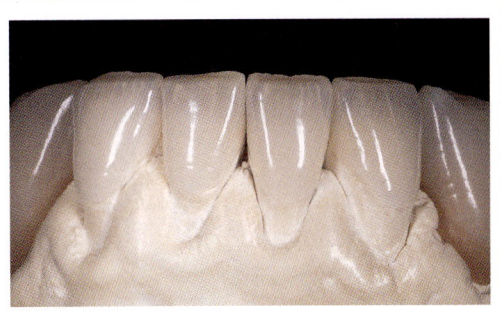

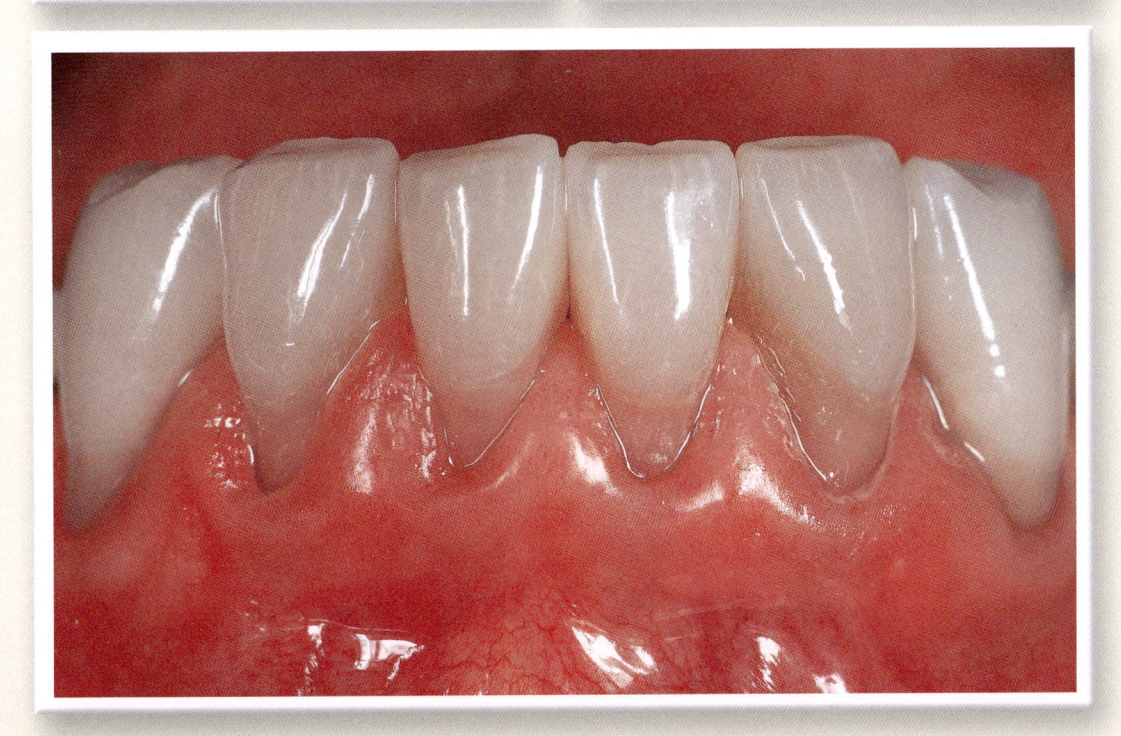

# Case H.I.

### 治療計画

- 上顎右側側切歯部に装着されたインプラント補綴物の歯冠を細長く見せる（歯間乳頭が短いため）。
  1. 歯冠の線角を相互に接近させる。
  2. 唇側面に丸みを付与する。
  3. 遠心の切端側エンブレージャーを増加させる。

### シェードの選択

| サーヴィカル | ボディー | インサイザル |
|---|---|---|
| D2 75% | D2 70% | D2 80% |
| A2 25% | D3 30% | A2 20% |

### スマイルデザイン

| | | | | | |
|---|---|---|---|---|---|
| 排列 | パーフェクト | ブレンド | ディスクリート | ライブリー | |
| 輝度 | マキシマム | ハイ | ナチュラル | モデレイト | ティンテッド |
| 形態 | パーリー | ラウンド | バランス | デリケート | ストロング |
| インサイザルエフェクト | ナチュラル | ソフト | | | |

Tinted Shades 15

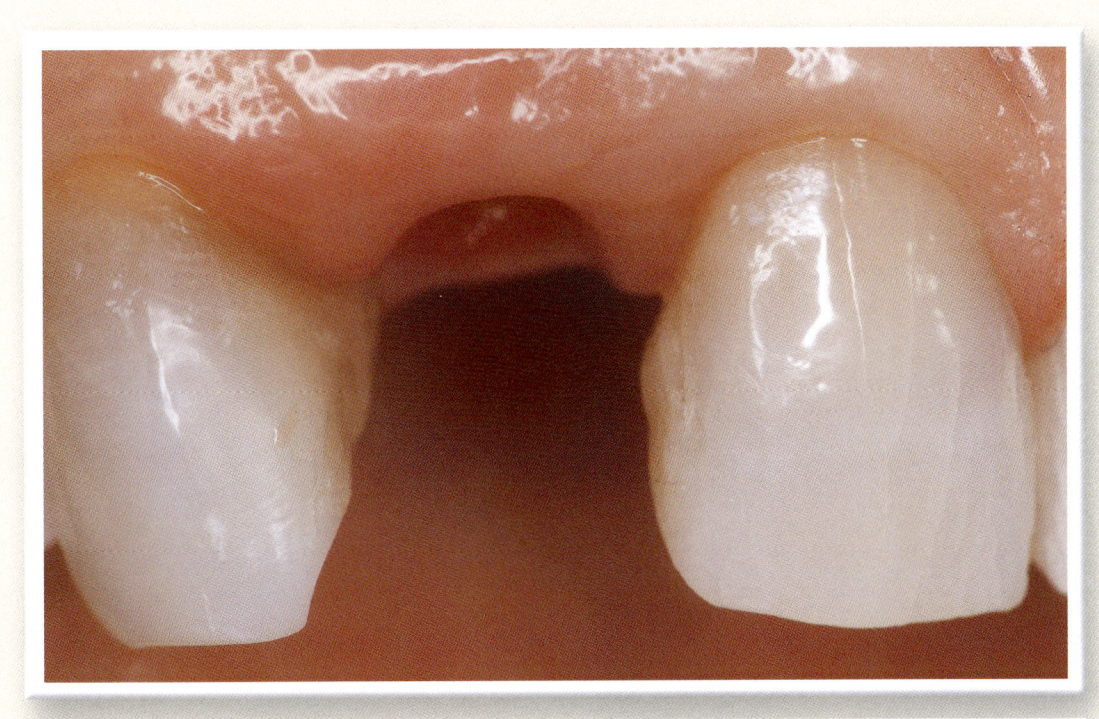

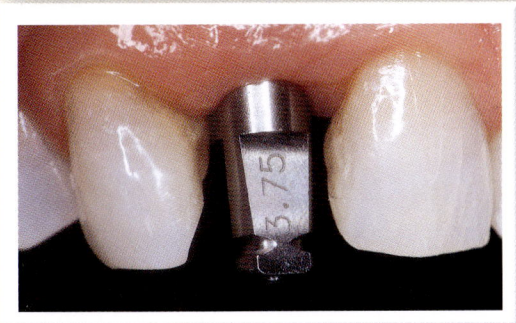

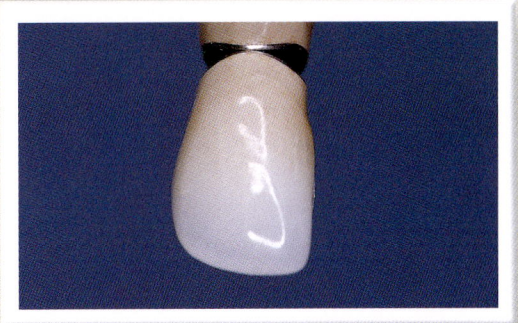

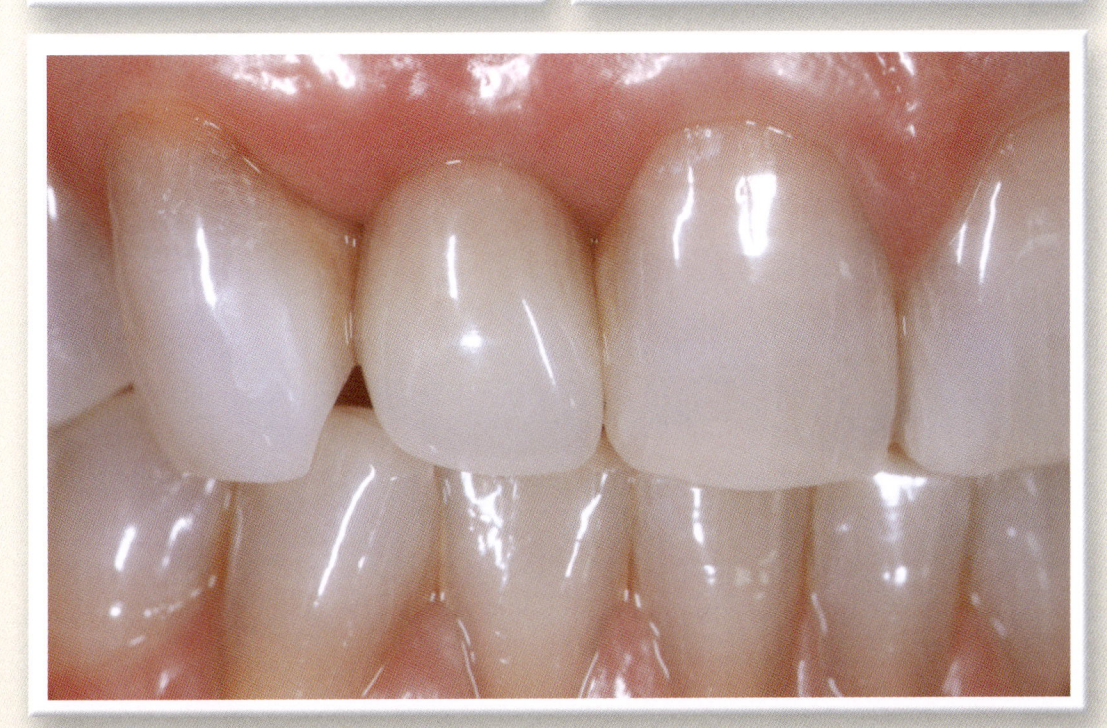

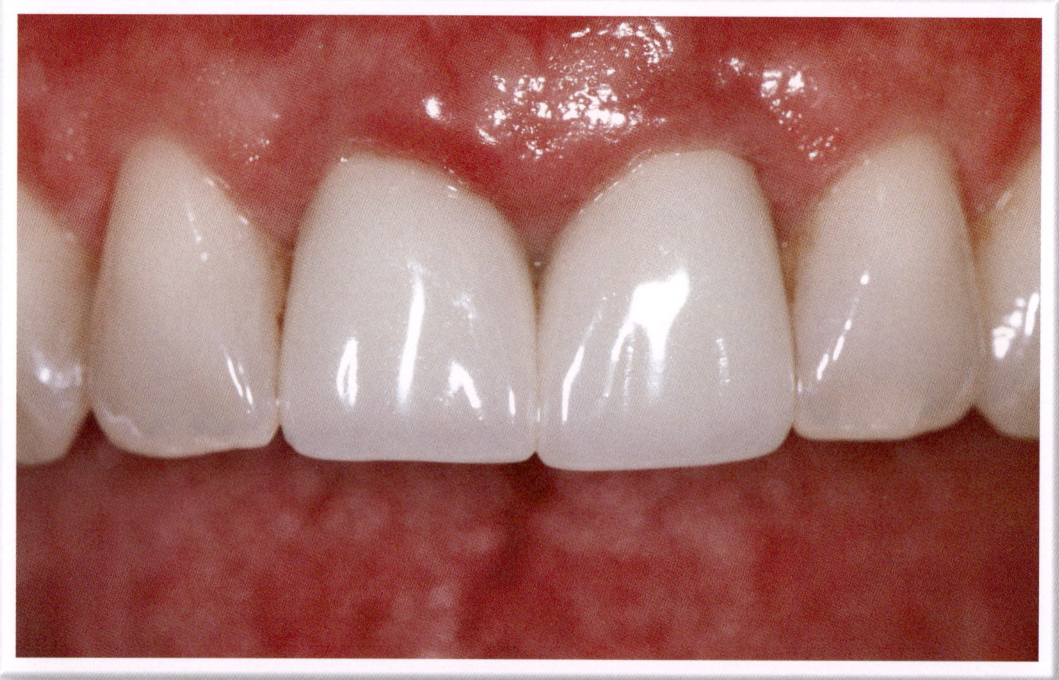

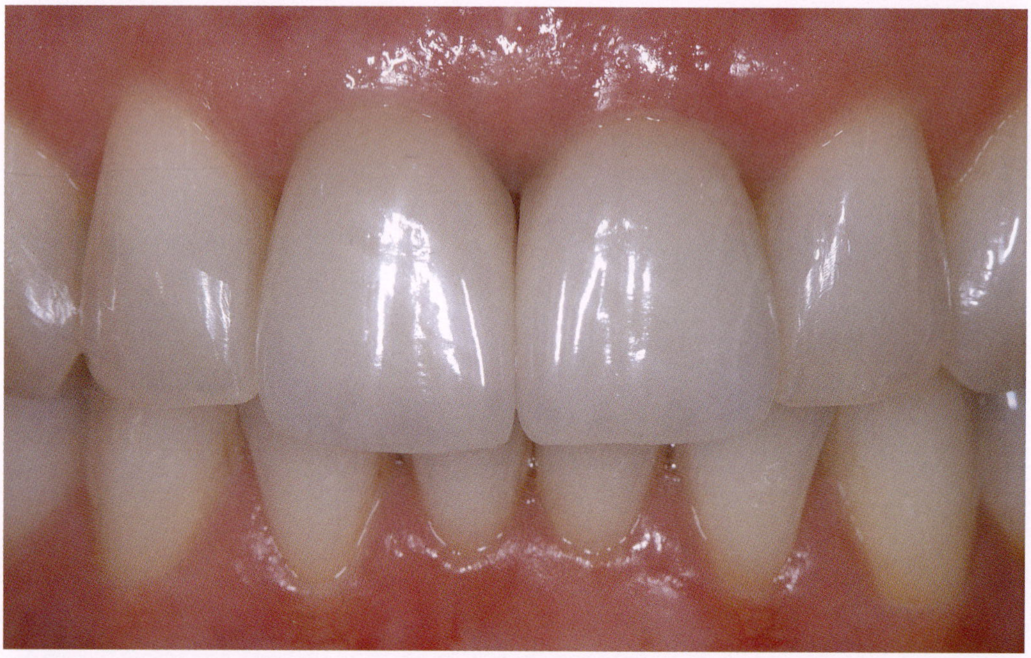

# Moderate Shades

中間シェード

モデレイト※シェードは

残存する天然歯列と

最も良好にマッチするシェードを

達成したい症例、

また、シェードが順次変化する状況に

対応しなければならない症例、

あるいは、単に患者が、

清潔感があり、控えめで自然感のある

スマイルデザインを求めている場合、

最適なシェードとなる。

※モデレイト（moderate）
程良い、中間の。

## 第 2 章

## Case M.N.

### 患者の要望
- 既存のコンポジットレジン充填物を撤去した後、新しい修復処置の実施。
- 根尖側方向における正中離開の閉鎖。
- 程良い輝度を伴った中等度のA2シェードの達成。

### 審美的要件を達成するための手段
- 上顎前歯部を対象に、外科的歯冠長延長術を実施して歯冠の長径と幅径とのバランスを改善する。
- 術前の状態と比較し、シェードと表面性状を改善する。
- 上顎両側の第一小臼歯を犬歯形態に修復する。

### シェードの選択

| 中切歯 | 側切歯 | 犬歯/小臼歯 |
|---|---|---|
| A1 70% | A1 50% | A1 10% |
| A2 30% | A2 50% | A2 90% |

### スマイルデザイン

| | | | | |
|---|---|---|---|---|
| 排列 | パーフェクト | **ブレンド** | ディスクリート | ライブリー |
| 輝度 | マキシマム | ハイ | ナチュラル | **モデレイト** | ティンテッド |
| 形態 | パーリー | ラウンド | バランス | **デリケート** | ストロング |
| インサイザル エフェクト | ナチュラル | **ソフト** | | |

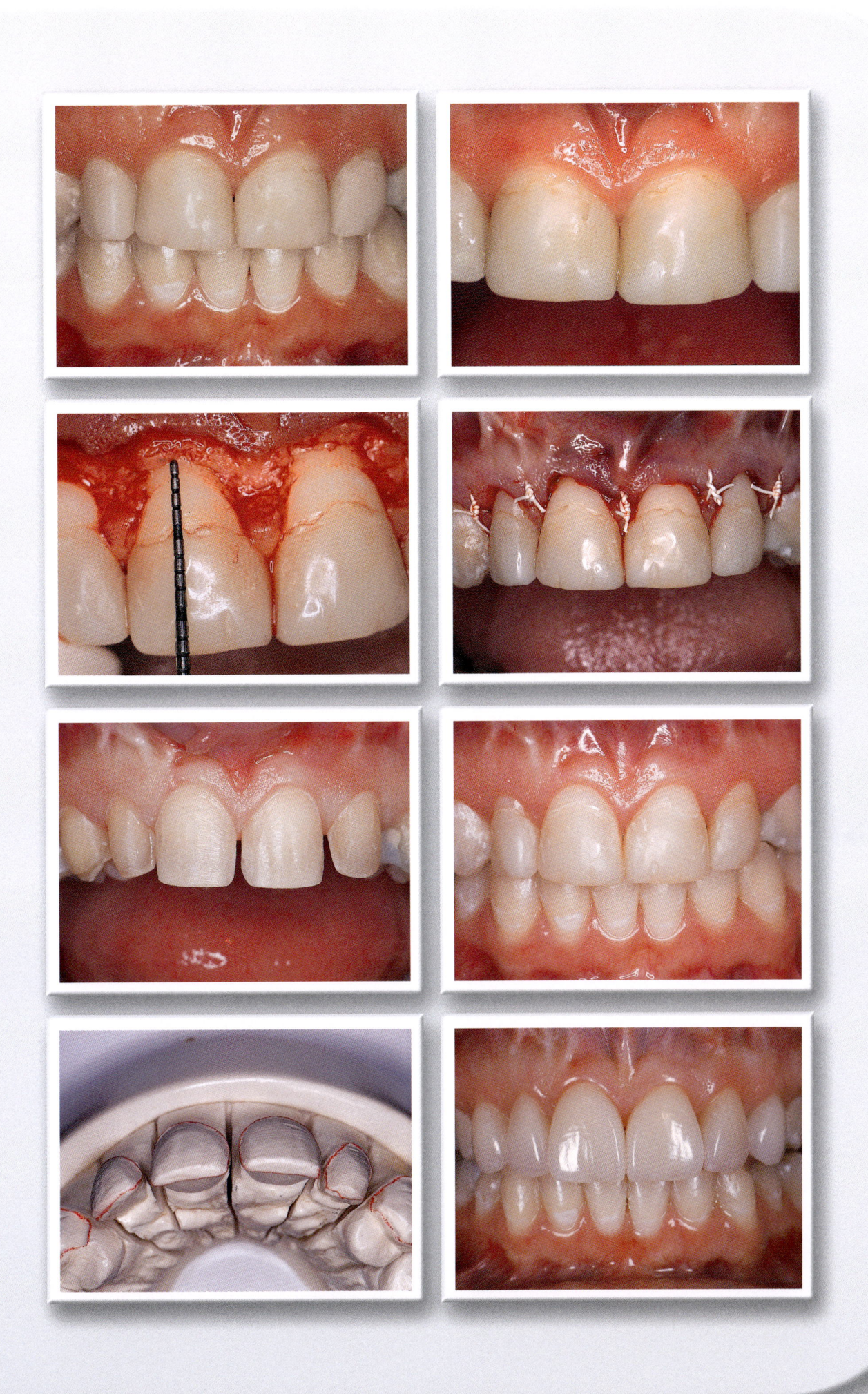

Moderate Shades

# Case M.N.

### 治療計画
- 歯内療法学的見地から保存不可能であったため、上顎両側中切歯を抜歯、抜歯直後に抜歯窩周囲の歯槽骨を保存すべく骨移植を実施。
- 吸引成形で製作した可撤性のプロビジョナルレストレーションを装着。
- インプラント体を埋入。即時にプロビジョナルレストレーションを装着。
- 両側中切歯部にセラモメタル上部構造を装着。

### シェードの選択

| 中切歯 | 側切歯 |
|---|---|
| A2 | A2 70% |
|    | A3 30% |

### スマイルデザイン

| | | | | | |
|---|---|---|---|---|---|
| 排列 | パーフェクト | [ブレンド] | ディスクリート | ライブリー | |
| 輝度 | マキシマム | ハイ | ナチュラル | [モデレイト] | ティンテッド |
| 形態 | パーリー | ラウンド | [バランス] | デリケート | ストロング |
| インサイザルエフェクト | [ナチュラル] | ソフト | | | |

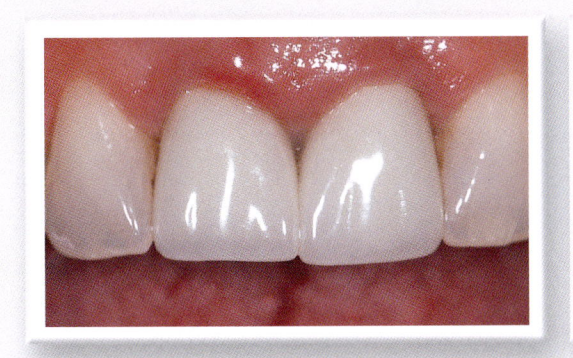

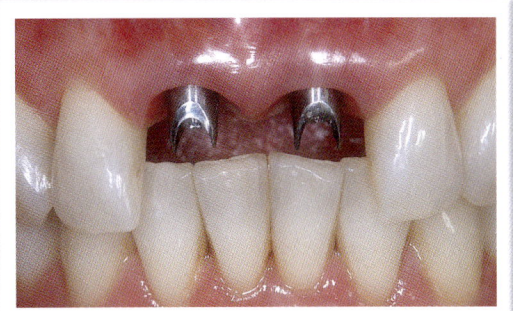

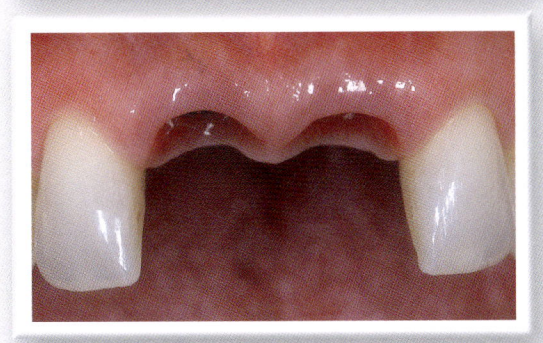

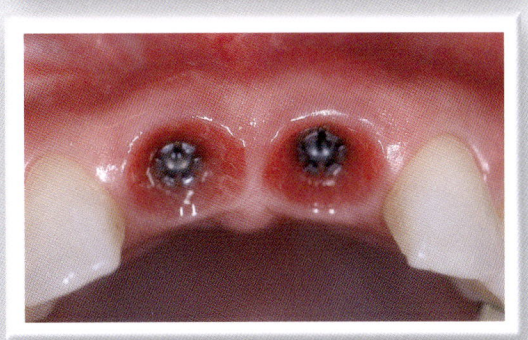

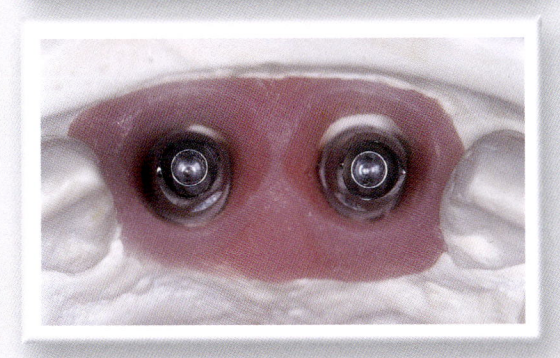

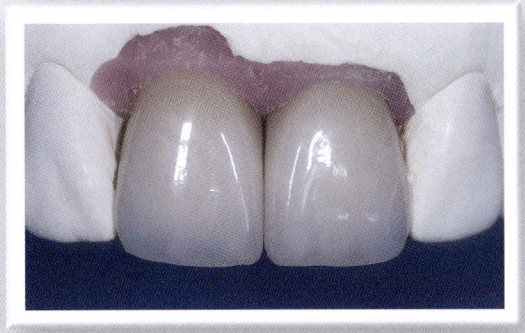

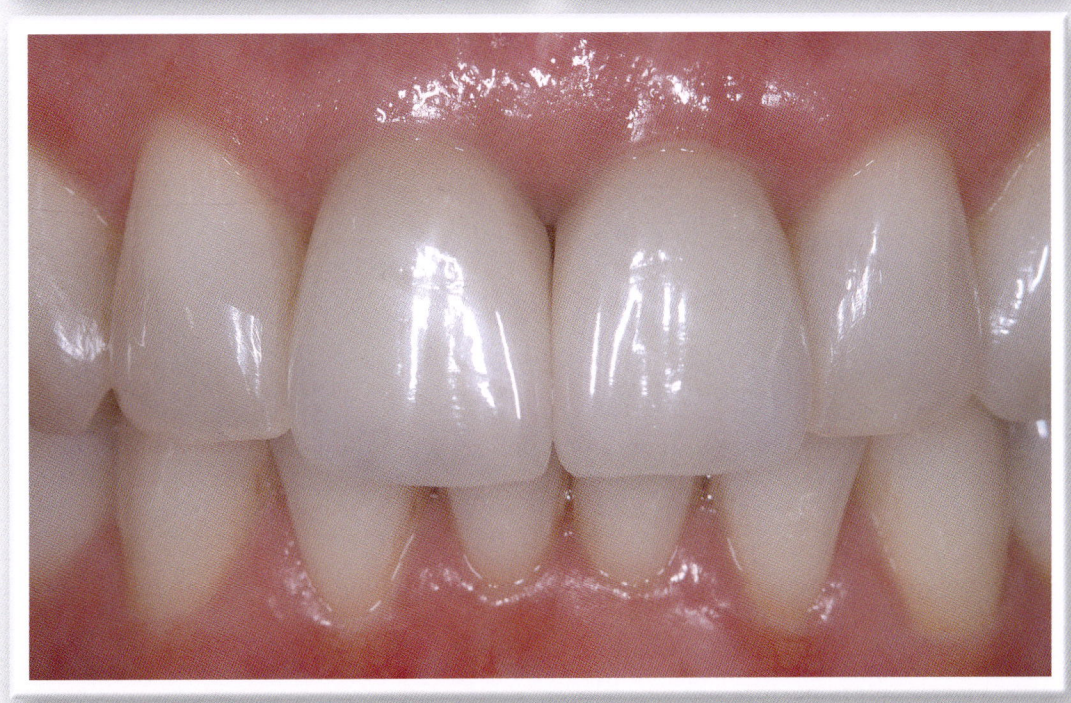

Moderate Shades 21

# Case L.M.

### 患者の要望
- 上顎両側側切歯をポーセレンラミネートベニアで修復。
- 上顎右側犬歯部にインプラント補綴物を装着。

### 審美的要件を達成するための手段
- 中切歯から犬歯にかけて徐々にシェードが変化していく状況を設定し、歯列に自然感を与える。

### シェードの選択

| 中切歯 | 側切歯 | 犬歯 |
|---|---|---|
| A1 60% | D2 50% | D3 |
| A2 40% | A3 50% | |

### スマイルデザイン

| | | | | | |
|---|---|---|---|---|---|
| 排列 | パーフェクト | **ブレンド** | ディスクリート | ライブリー | |
| 輝度 | マキシマム | ハイ | ナチュラル | **モデレイト** | ティンテッド |
| 形態 | パーリー | **ラウンド** | バランス | デリケート | ストロング |
| インサイザルエフェクト | **ナチュラル** | ソフト | | | |

Smile Design

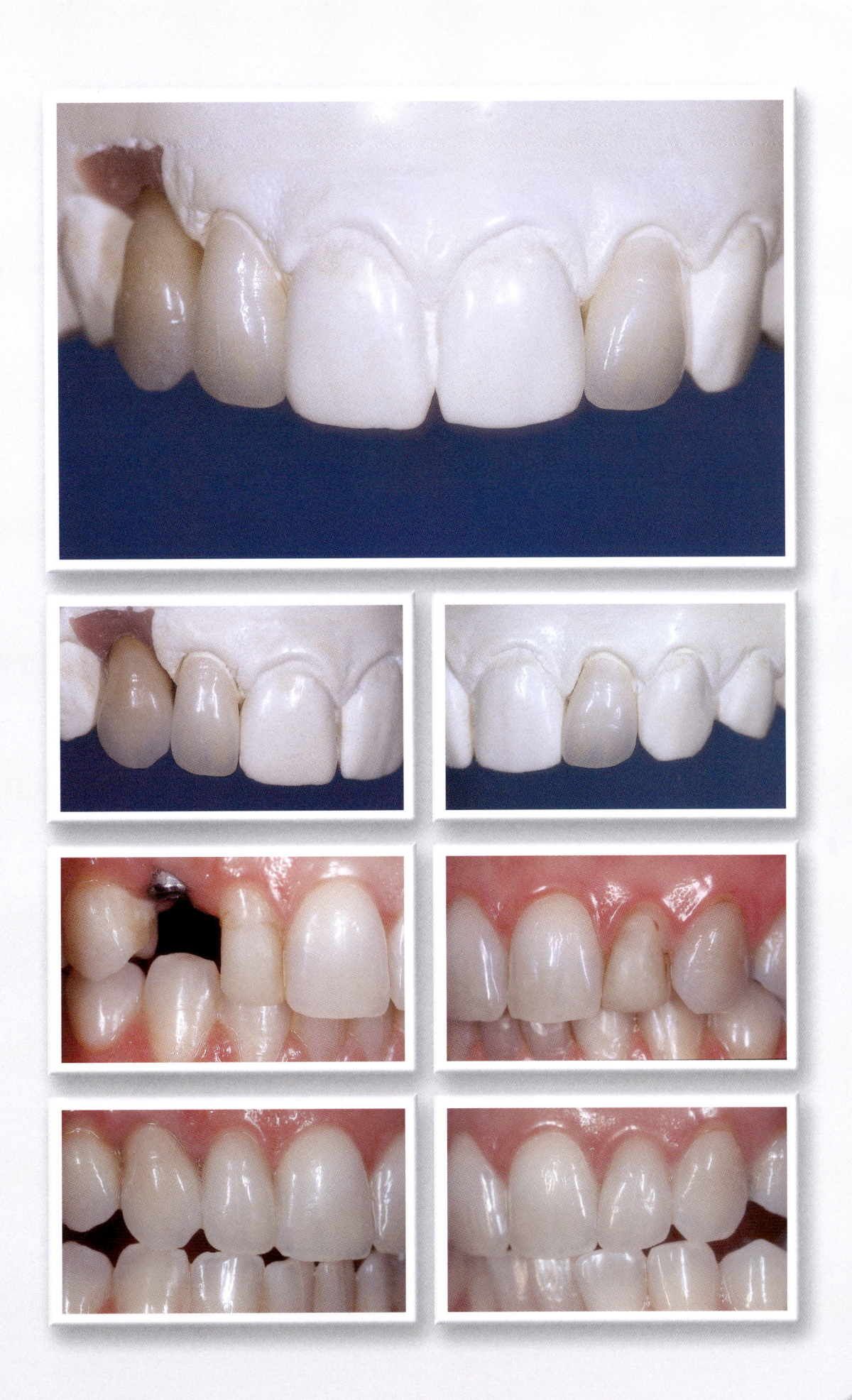

Moderate Shades 23

# Case S.C.

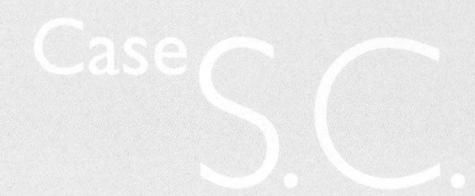

### 患者の要望
- 側切歯の位置にある犬歯をポーセレンラミネートベニアを用いて側切歯形態に修復する。
- 犬歯相当部の欠損歯槽堤にインプラント補綴物を適用する。

### 審美的要件を達成するための手段
- 中切歯から犬歯にかけて徐々にシェードが変化していく状況を設定し、歯列に自然感を与える。

### シェードの選択

| 中切歯 | 側切歯 | 犬歯 |
|---|---|---|
| A1 80% | A2 50% | A3 |
| A2 20% | A3 50% | |

### スマイルデザイン

| | | | | | |
|---|---|---|---|---|---|
| 排列 | パーフェクト | ブレンド | ディスクリート | ライブリー | |
| 輝度 | マキシマム | ハイ | ナチュラル | モデレイト | ティンテッド |
| 形態 | パーリー | ラウンド | バランス | デリケート | ストロング |
| インサイザルエフェクト | ナチュラル | ソフト | | | |

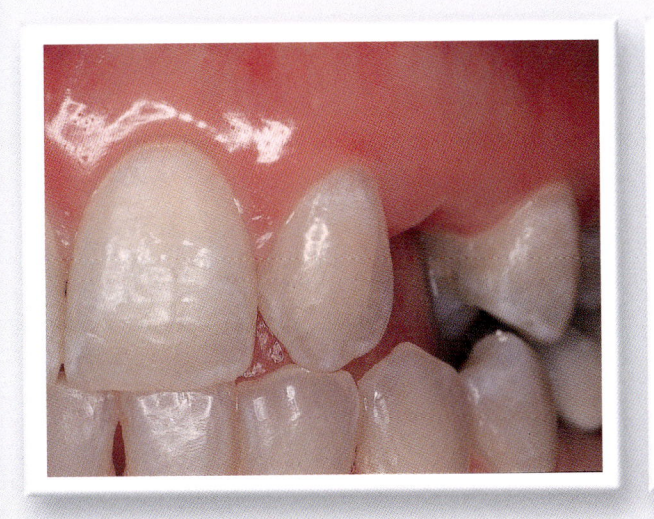

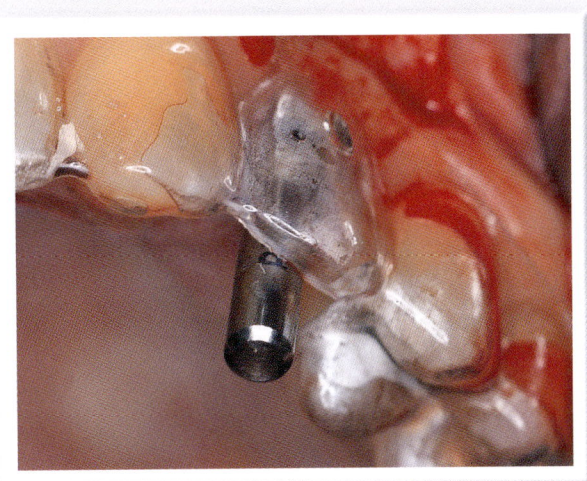

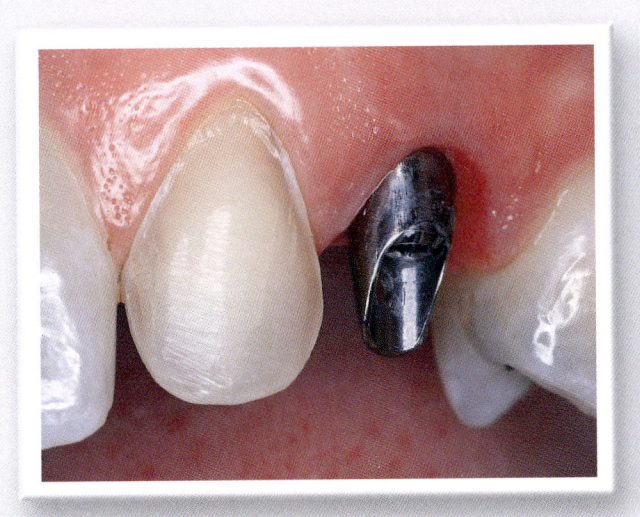

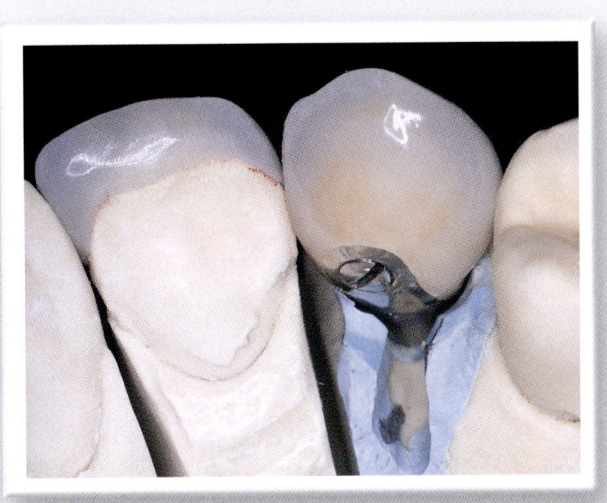

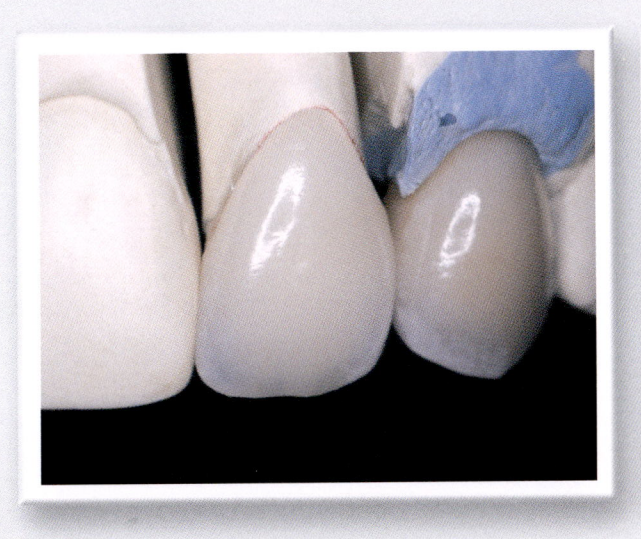

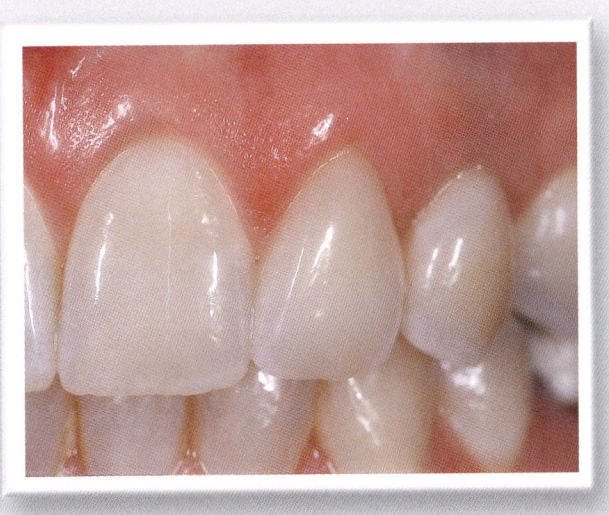

Moderate Shades 25

# Case L.W.

## 治療計画
- 外傷により欠損歯槽堤となった上顎左側側切歯部にインプラント補綴処置を適用。
- 歯冠を細長く見せるための工夫。
  1. 歯冠の線角を相互に接近させる。同時に近心の線角を入念に研磨して際立った印象を与える。
  2. 歯冠の唇面に丸みを与える。

## シェードの選択

| サーヴィカル | ボディー | インサイザル |
|---|---|---|
| A3 | A2 50%<br>A3 50% | A2 |

## スマイルデザイン

| 排列 | パーフェクト | **ブレンド** | ディスクリート | ライブリー |
|---|---|---|---|---|

| 輝度 | マキシマム | ハイ | ナチュラル | **モデレイト** | ティンテッド |
|---|---|---|---|---|---|

| 形態 | パーリー | ラウンド | **バランス** | デリケート | ストロング |
|---|---|---|---|---|---|

| インサイザル<br>エフェクト | **ナチュラル** | ソフト |
|---|---|---|

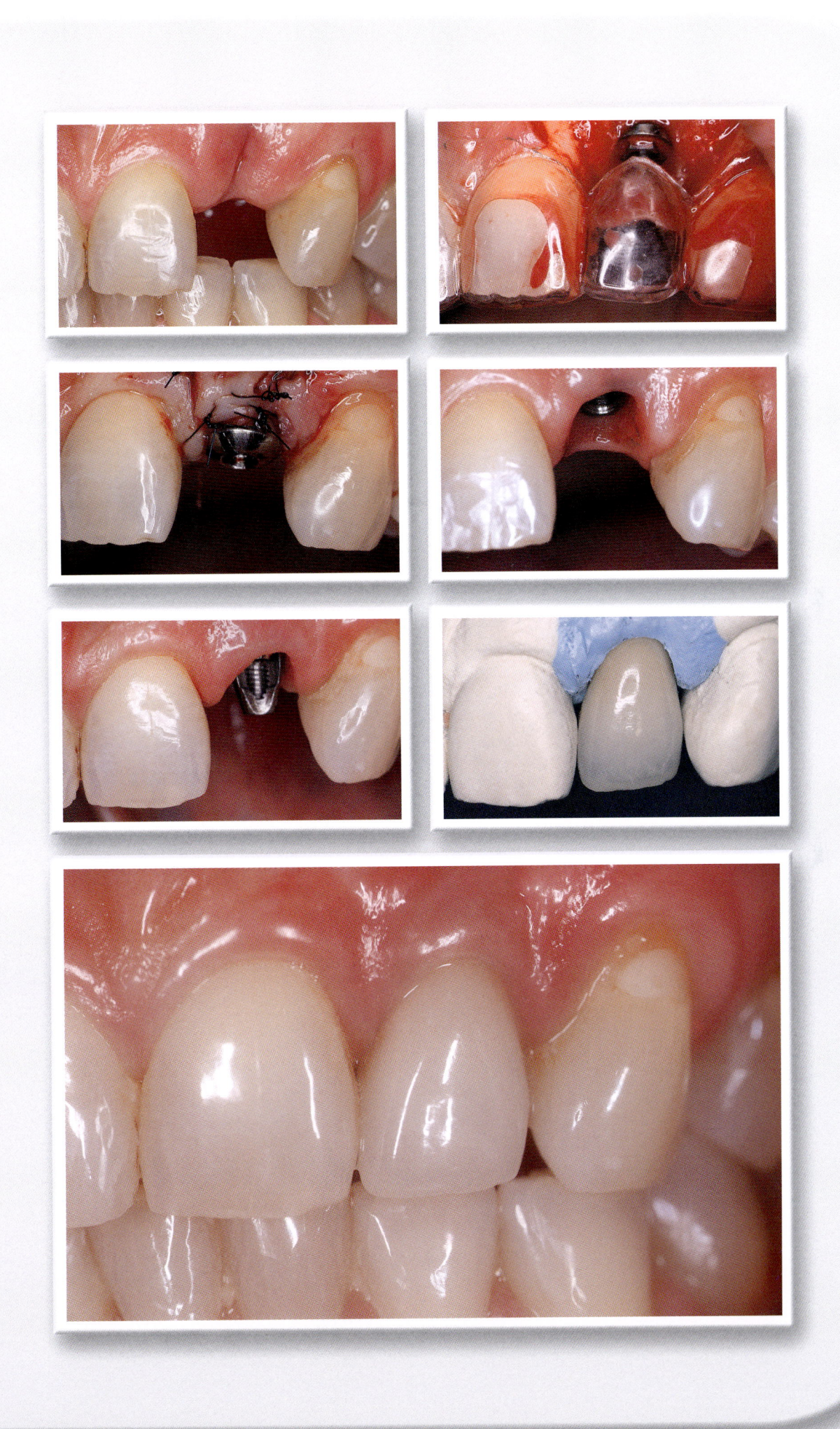

Moderate Shades 27

# Case J.T.

### 治療計画
- 上顎右側側切歯に直径を減じたインプラント体を埋入すべく、矯正治療を実施し、歯根の位置を整え、インプラント体埋入用のスペースを設ける。
- インプラント体の埋入。2次手術の実施時まで、矯正用ワイヤーにプロビショナルレストレーションを固定し、補綴スペースを維持する。
- アクセススクリューが舌側に付与されたセラモメタル上部構造を装着する。

### シェードの選択

| サーヴィカル | ボディー | インサイザル |
|---|---|---|
| A2 75% | A2 70% | A2 80% |
| A3 25% | A3 30% | A3 20% |

### スマイルデザイン

| | | | | | |
|---|---|---|---|---|---|
| 排列 | パーフェクト | **ブレンド** | ディスクリート | ライブリー | |
| 輝度 | マキシマム | ハイ | ナチュラル | **モデレイト** | ティンテッド |
| 形態 | パーリー | ラウンド | バランス | **デリケート** | ストロング |
| インサイザル エフェクト | **ナチュラル** | ソフト | | | |

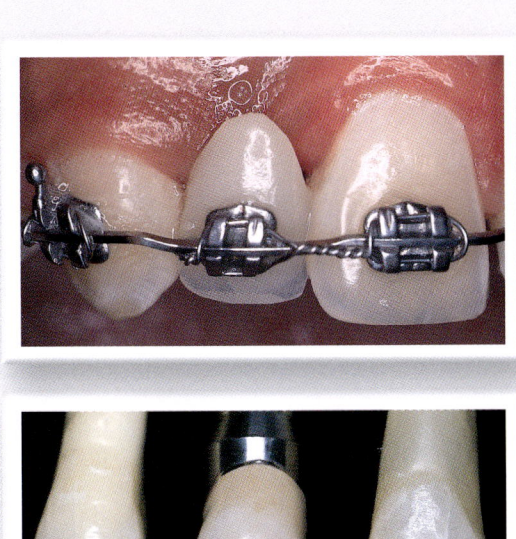

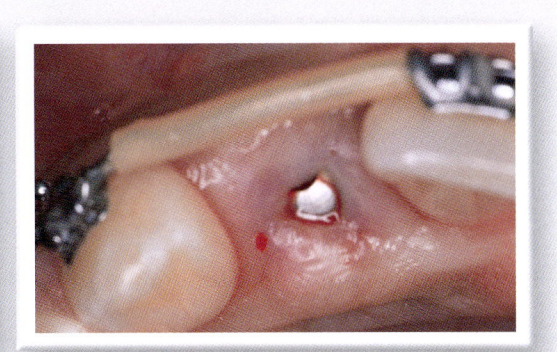

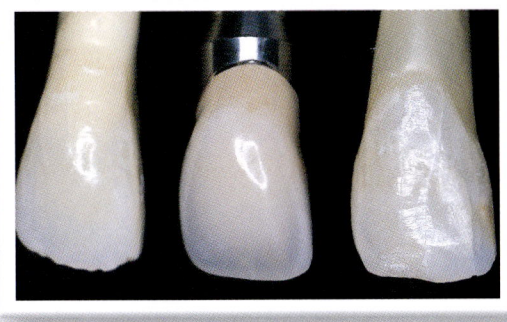

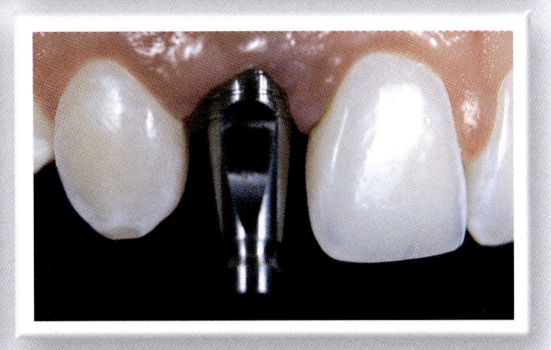

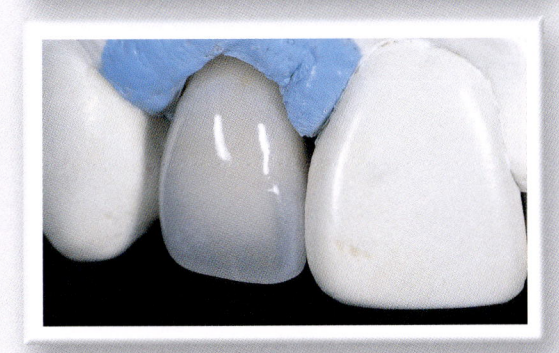

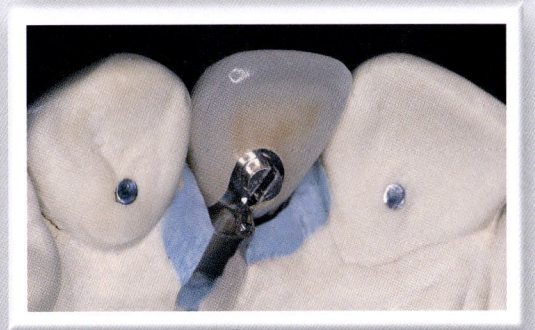

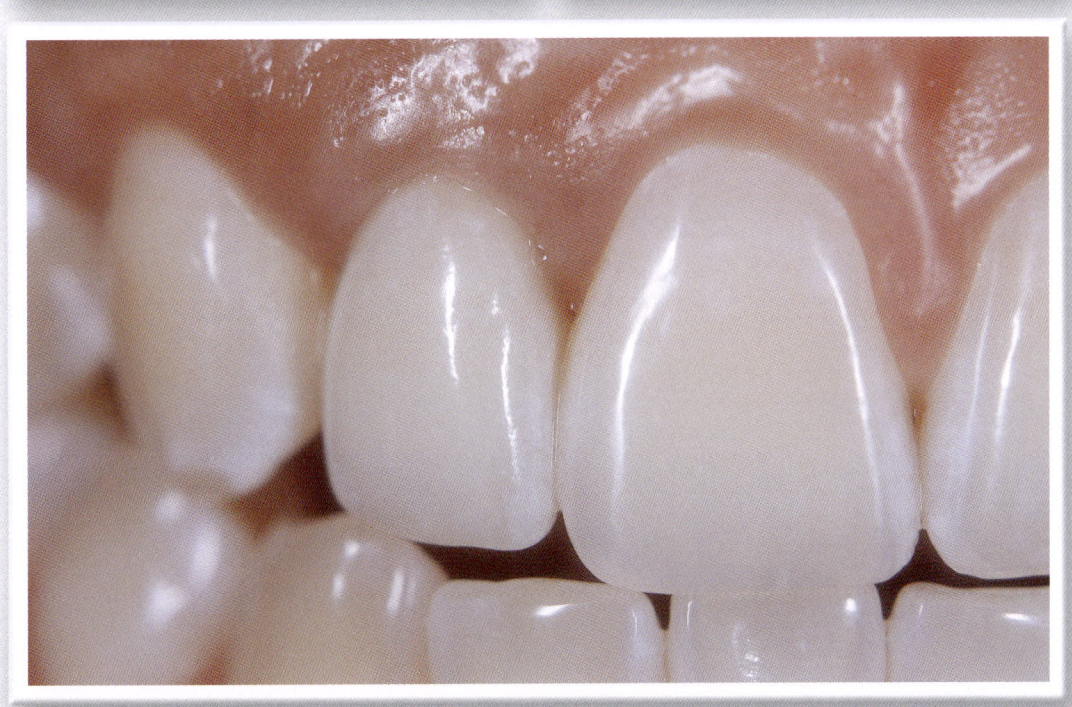

Moderate Shades 29

# Case L.K.

## 患者の要望
- 上顎両側中切歯と右側側切歯に装着されている補綴物を撤去し、新しいものと交換する。その際、自然感のある外観を達成する。

## 審美的要件を達成するための手段
- 半透明性を改善する。
- 右側側切歯を細長く見せる。
- 歯冠における長径と幅径のバランスを改善する。

## シェードの選択

**中切歯**
A2 75%
D2 25%
A1インサイザル

**側切歯**
A2 50%
D2 50%
A1/A2インサイザル

## スマイルデザイン

| | | | | | |
|---|---|---|---|---|---|
| 排列 | パーフェクト | ブレンド | **ディスクリート** | ライブリー | |
| 輝度 | マキシマム | ハイ | ナチュラル | **モデレイト** | ティンテッド |
| 形態 | パーリー | **ラウンド** | バランス | デリケート | ストロング |
| インサイザルエフェクト | **ナチュラル** | ソフト | | | |

Smile Design

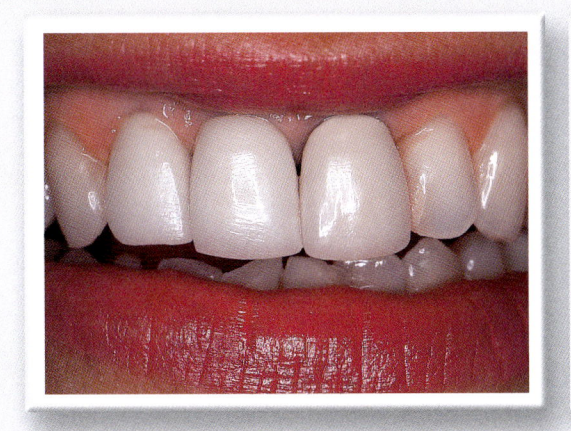

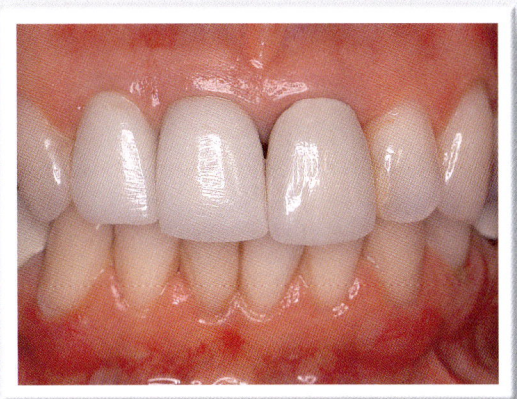

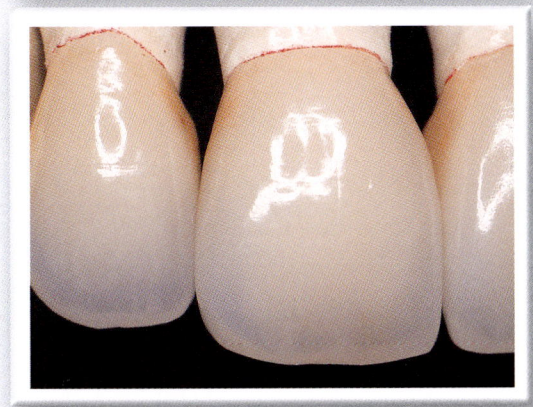

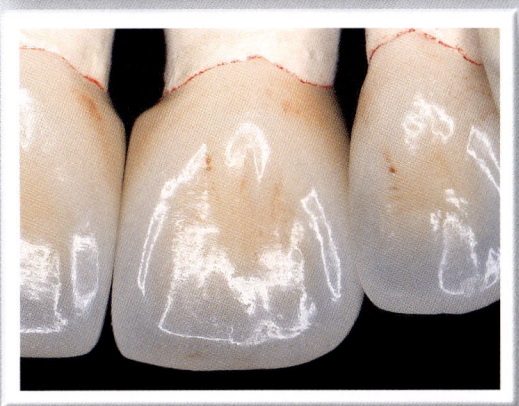

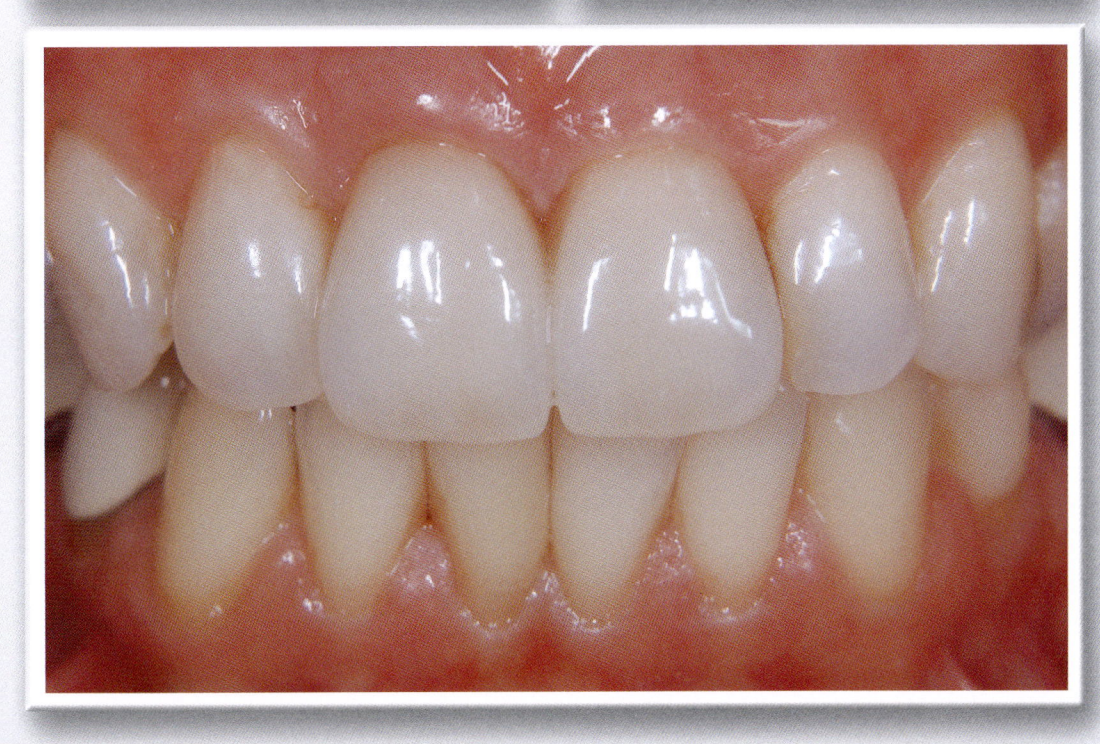

Moderate Shades 31

# Case J.L.

### 患者の要望
- 下顎前歯部にコンポジットレジン修復を施す。
- 中等度の輝度を伴ったA1/A2シェードを達成する。

### 審美的要件を達成するための手段
- 新たに製作するコンポジットレジン修復物のシェードと表面性状を、術前と比較して改善する。
- 歯牙の変色を遮蔽する。

### シェードの選択

| 両側中切歯 | 両側側切歯 | 両側犬歯 |
|---|---|---|
| A1 50% | A1 30% | A1 20% |
| A2 50% | A2 70% | A2 80% |

### スマイルデザイン

| | | | | | |
|---|---|---|---|---|---|
| 排列 | パーフェクト | ブレンド | ディスクリート | **ライブリー** | |
| 輝度 | マキシマム | ハイ | ナチュラル | **モデレイト** | ティンテッド |
| 形態 | パーリー | **ラウンド** | バランス | デリケート | ストロング |
| インサイザルエフェクト | ナチュラル | **ソフト** | | | |

Smile Design

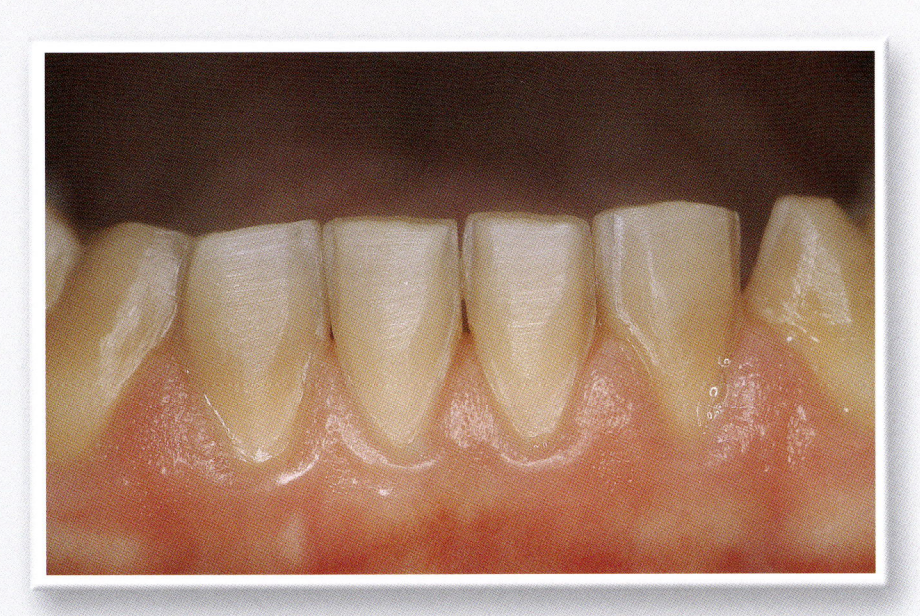

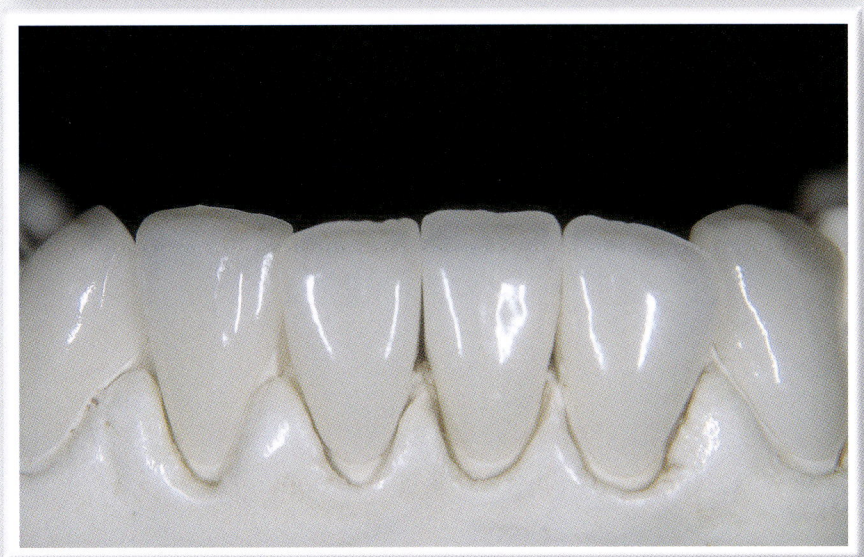

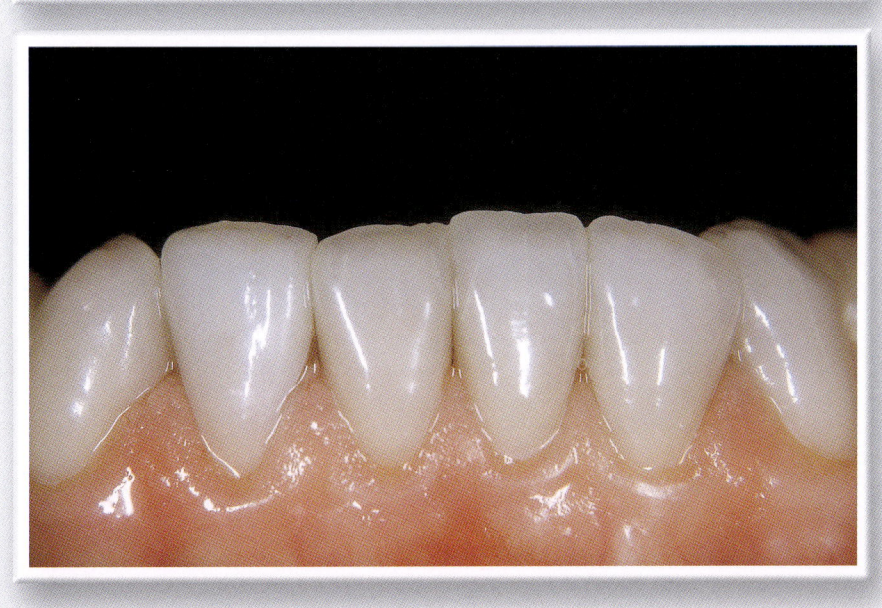

Moderate Shades 33

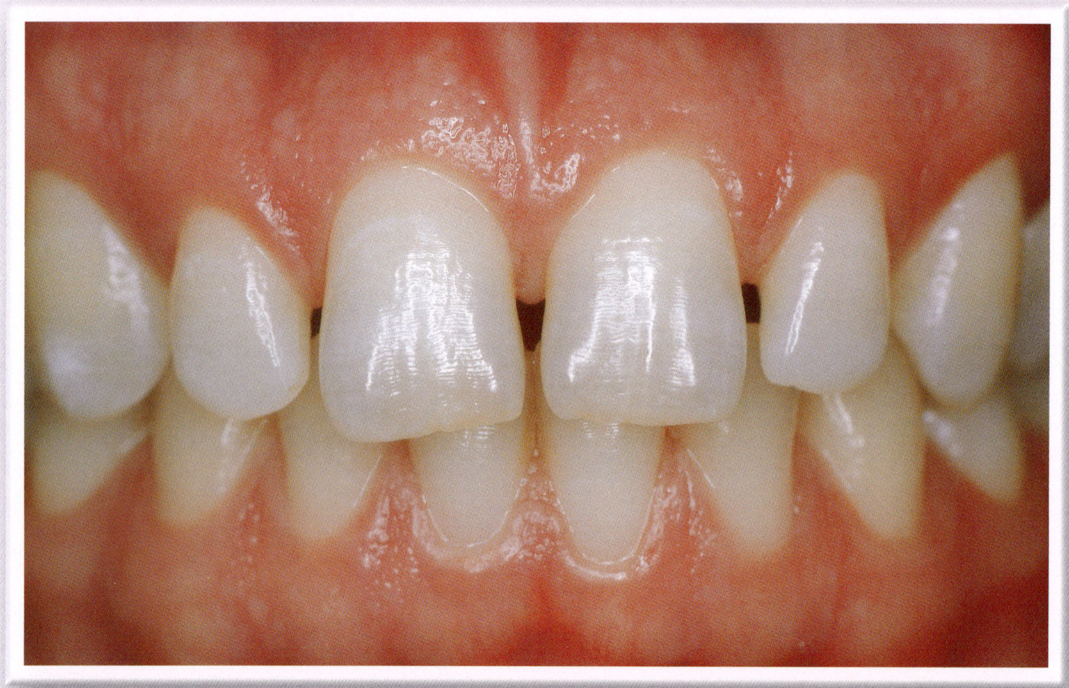

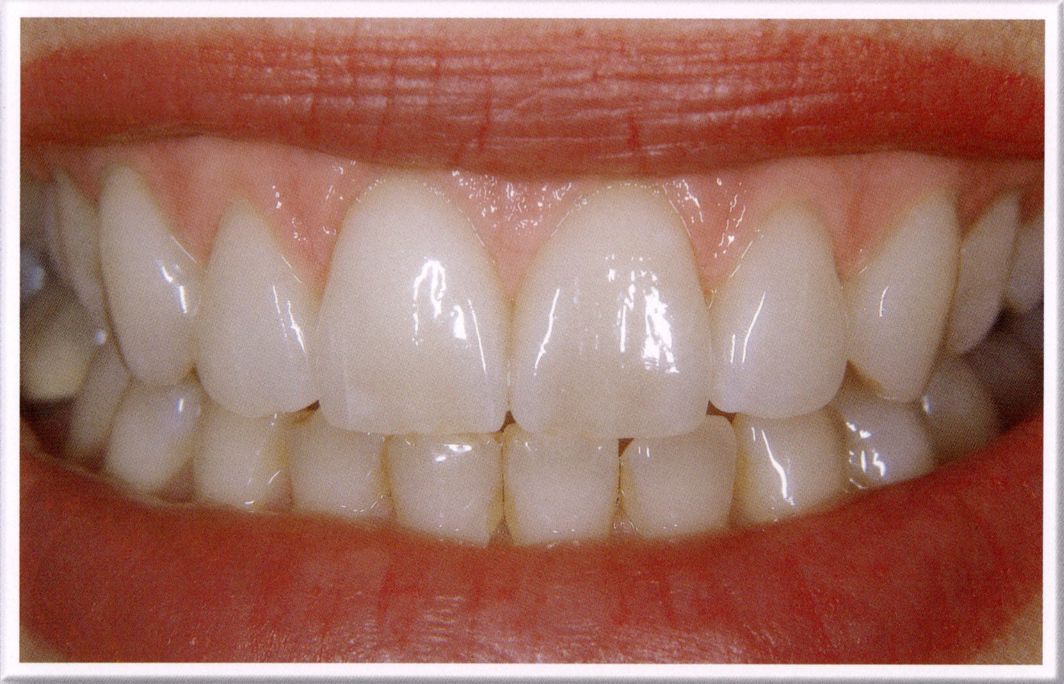

# Natural Shades

自然なシェード

ナチュラル※シェードは、
中等度に歯牙漂白を行なった後に、
程良くマッチするシェードを求めている患者、
あるいは、多少人目を引く、
清潔感があり、明るい印象のある
スマイルデザインを求めている患者に
最適なシェードとなる。
またナチュラルシェードは
歯牙に多彩な色が含まれている状態を
快く感じている患者にも最適となる。

※ナチュラル（natural）
自然感のある、天然の。

第 3 章

# Case E.G.

### 治療計画
- 矯正治療を実施して歯列と顔面との正中線を調和させる。
- 歯肉のレベルを最適化する。
- 上顎左側中切歯の旧修復物を撤去して、新たにセラモメタルクラウンで修復する。

### シェードの選択

| サーヴィカル | ボディー | インサイザル |
|---|---|---|
| A2 | A1 70%<br>A2 30% | A1 |

### スマイルデザイン

| | | | | | |
|---|---|---|---|---|---|
| 排列 | **パーフェクト** | ブレンド | ディスクリート | ライブリー | |
| 輝度 | マキシマム | ハイ | **ナチュラル** | モデレイト | ティンテッド |
| 形態 | パーリー | ラウンド | **バランス** | デリケート | ストロング |
| インサイザル<br>エフェクト | **ナチュラル** | ソフト | | | |

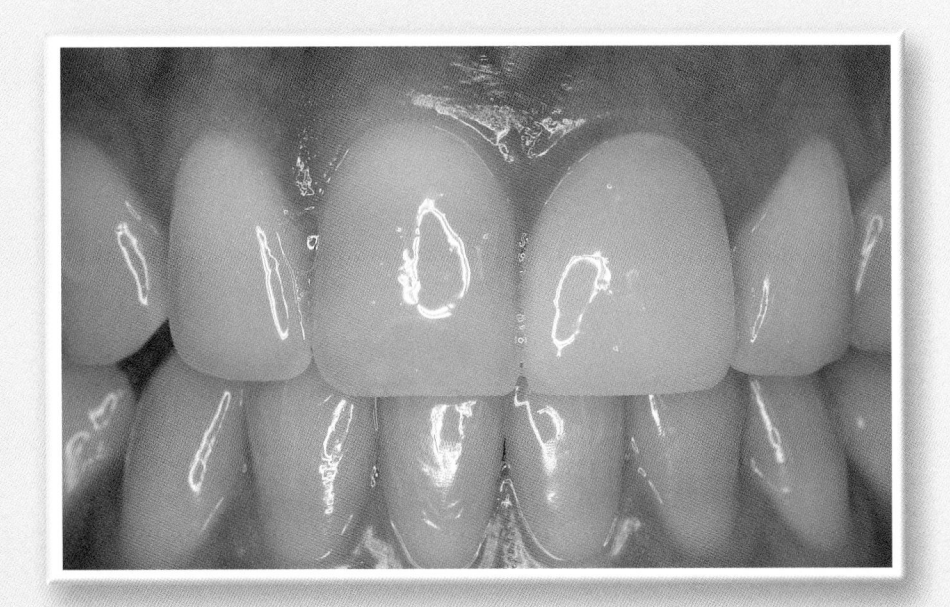

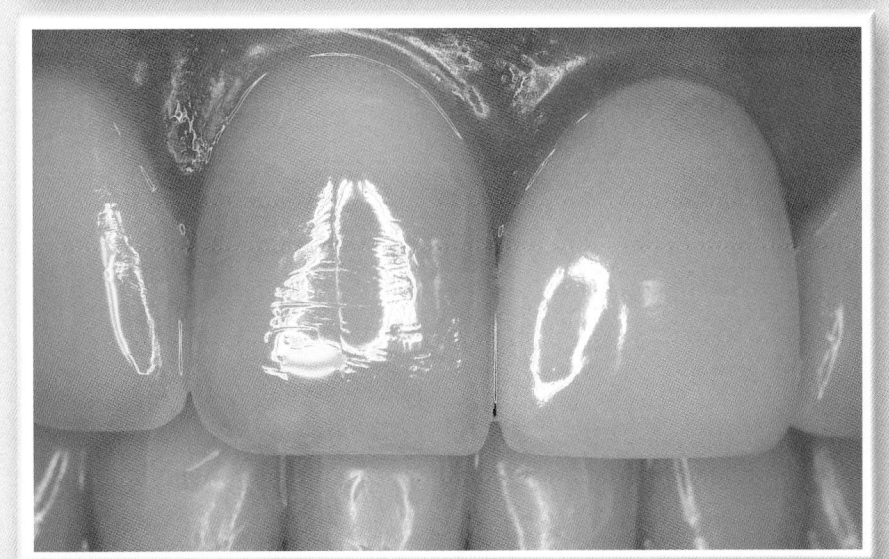

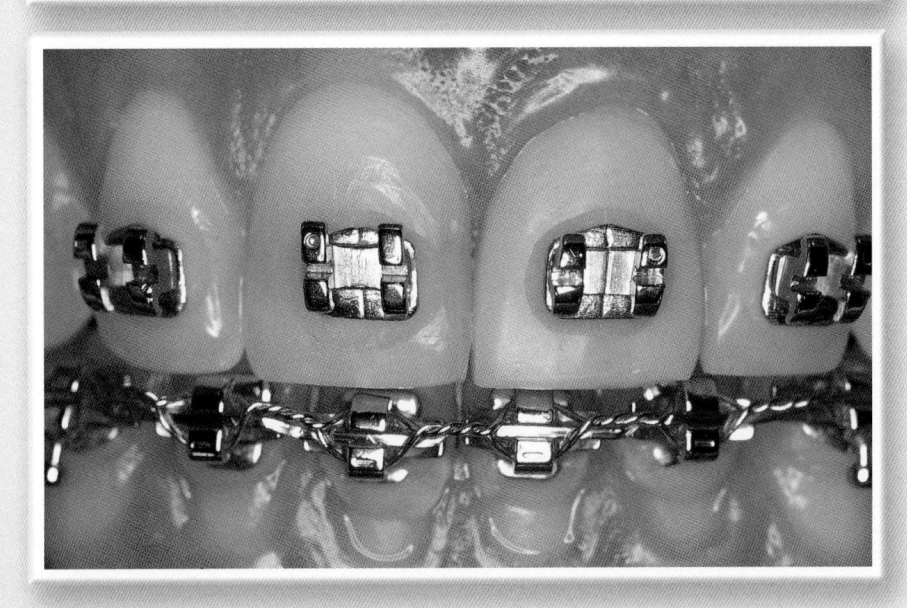

Natural Shades 37

### ボディーおよびエナメルステイン（ノリタケ EX-3 ポーセレン）

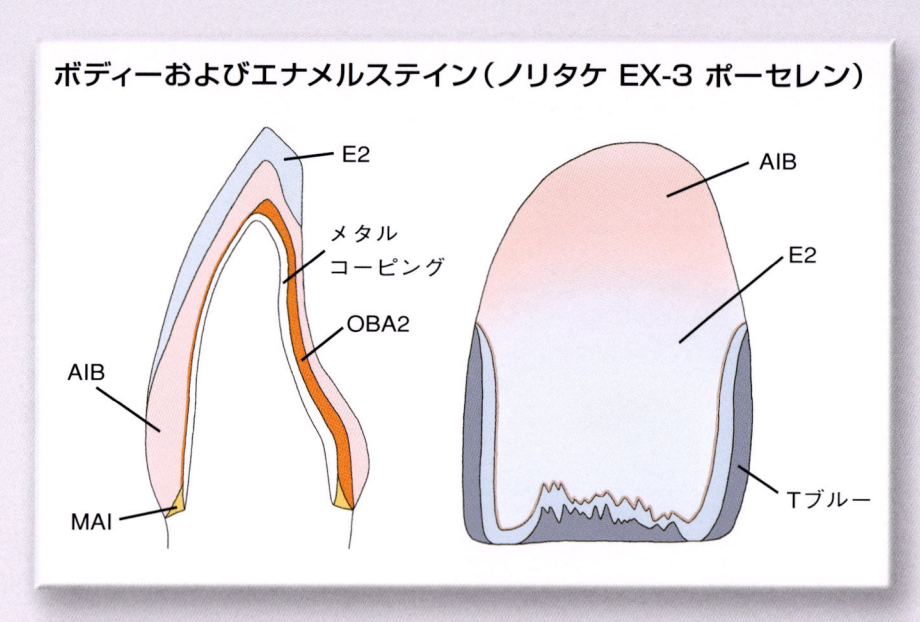

- E2
- メタルコーピング
- OBA2
- AIB
- MAI
- AIB
- E2
- Tブルー

### 内部ステイン

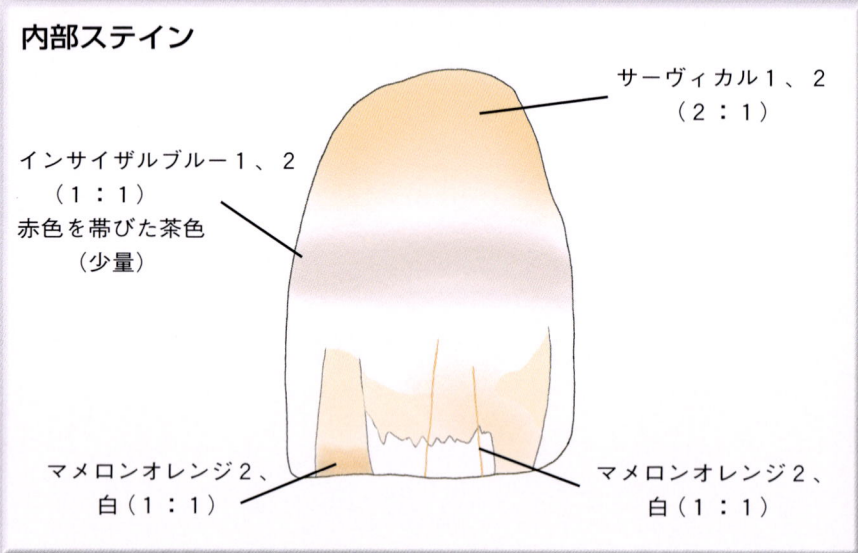

- サーヴィカル1、2（2：1）
- インサイザルブルー1、2（1：1）赤色を帯びた茶色（少量）
- マメロンオレンジ2、白（1：1）
- マメロンオレンジ2、白（1：1）

### Luster Porcelain Shades

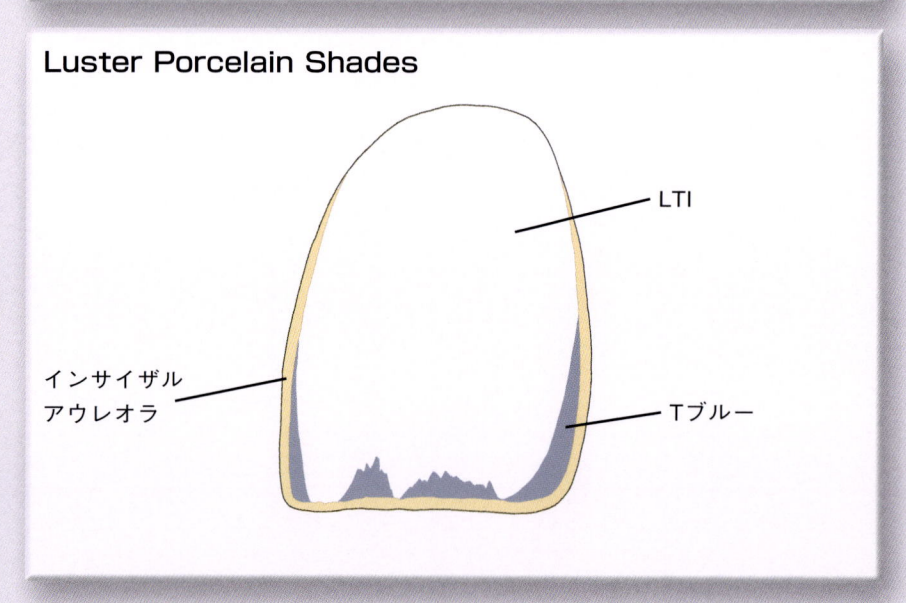

- LTI
- インサイザルアウレオラ
- Tブルー

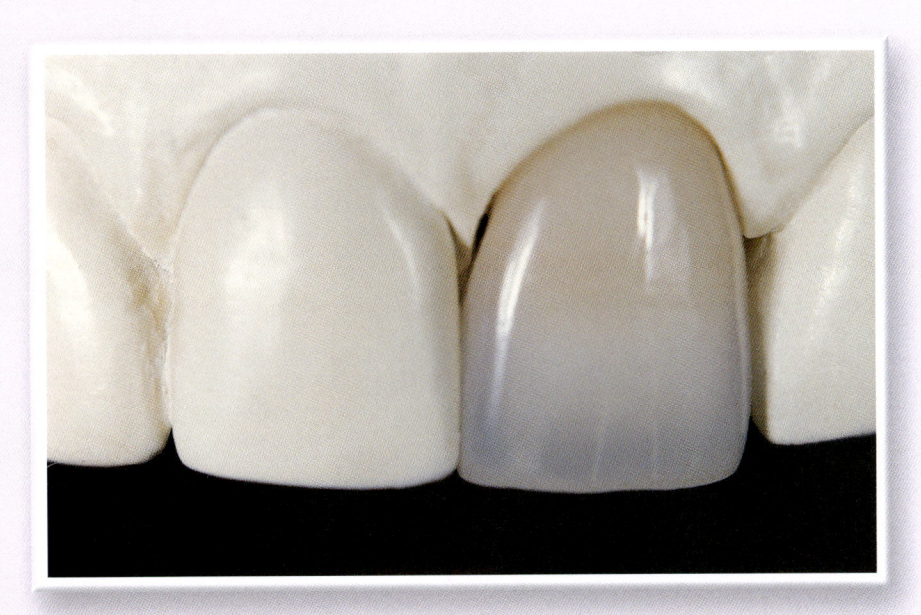

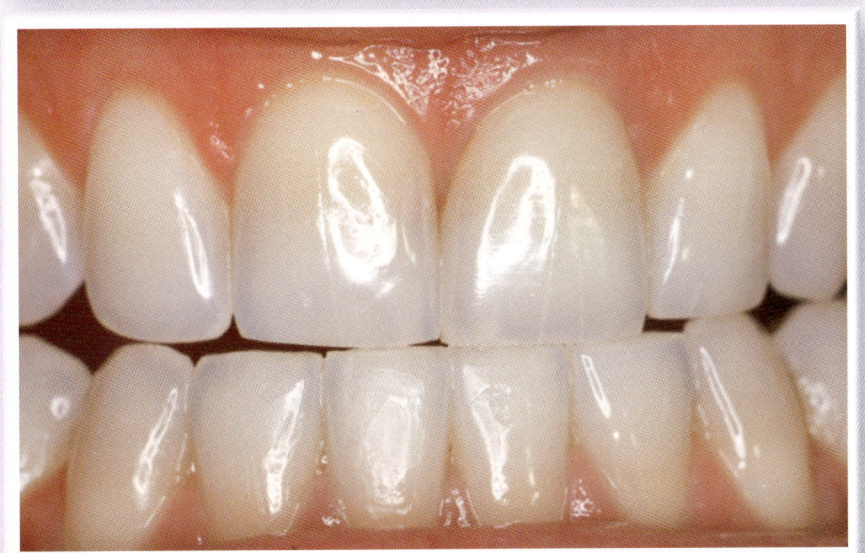

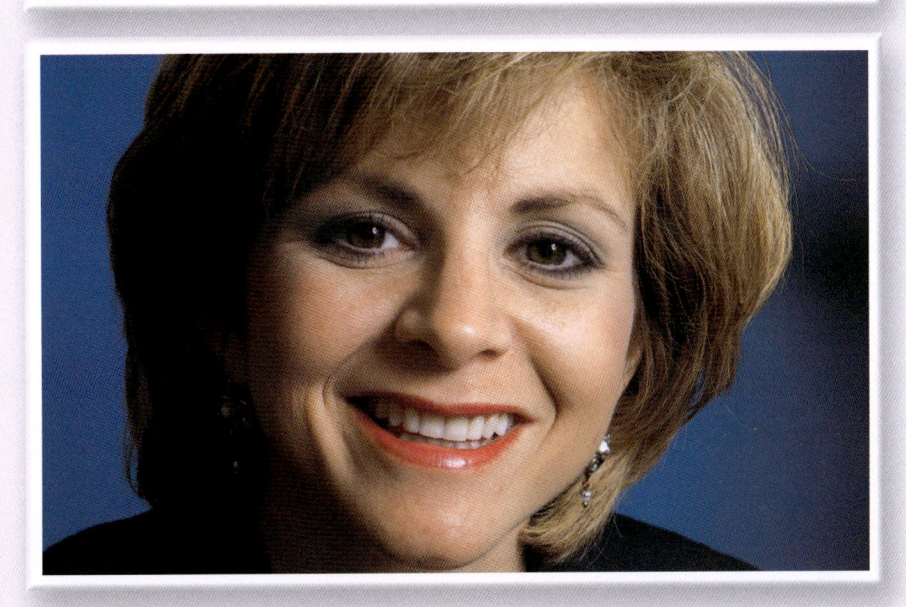

Natural Shades

# Case K.C.

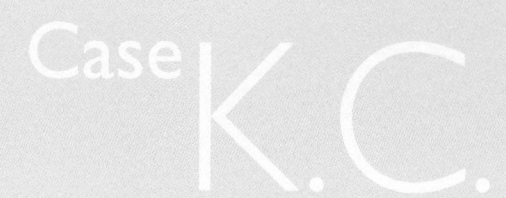

## 治療計画

- 上顎右側中切歯に認められるコンポジットレジン修復物を撤去した後、エナメル質の範囲内における保存的支台歯形成を実施し、ポーセレンラミネートベニアを装着する。
- ポーセレンラミネートベニアの装着後、3ヵ月経過した状態。歯間乳頭が再生している。

## シェードの選択

| サーヴィカル | ボディー | インサイザル |
|---|---|---|
| A1 70% | A1 75% | A1 80% |
| A2 30% | A2 25% | A2 20% |

## スマイルデザイン

| | | | | | |
|---|---|---|---|---|---|
| 排列 | パーフェクト | **ブレンド** | ディスクリート | ライブリー | |
| 輝度 | マキシマム | ハイ | **ナチュラル** | モデレイト | ティンテッド |
| 形態 | パーリー | **ラウンド** | バランス | デリケート | ストロング |
| インサイザル エフェクト | **ナチュラル** | ソフト | | | |

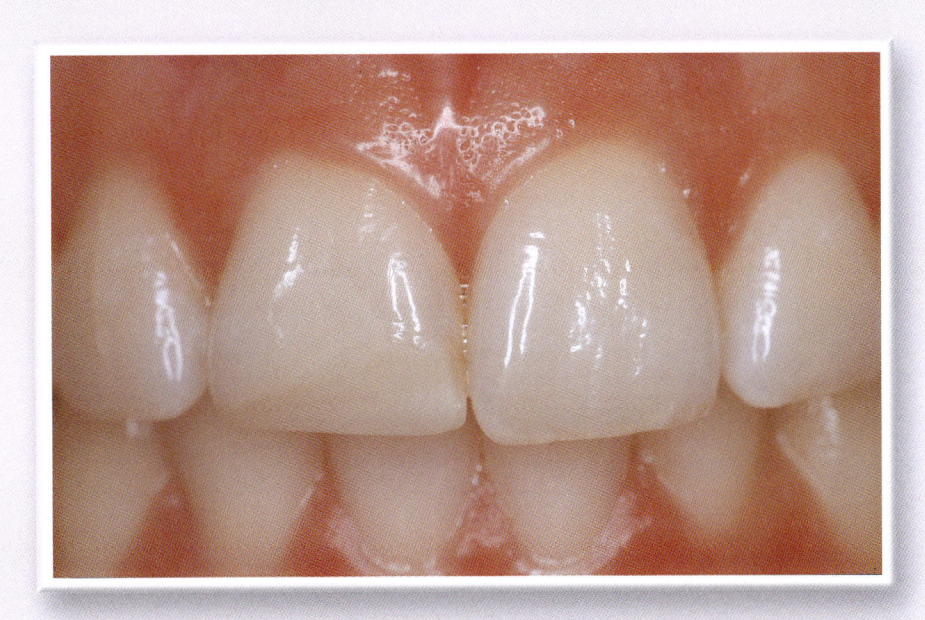

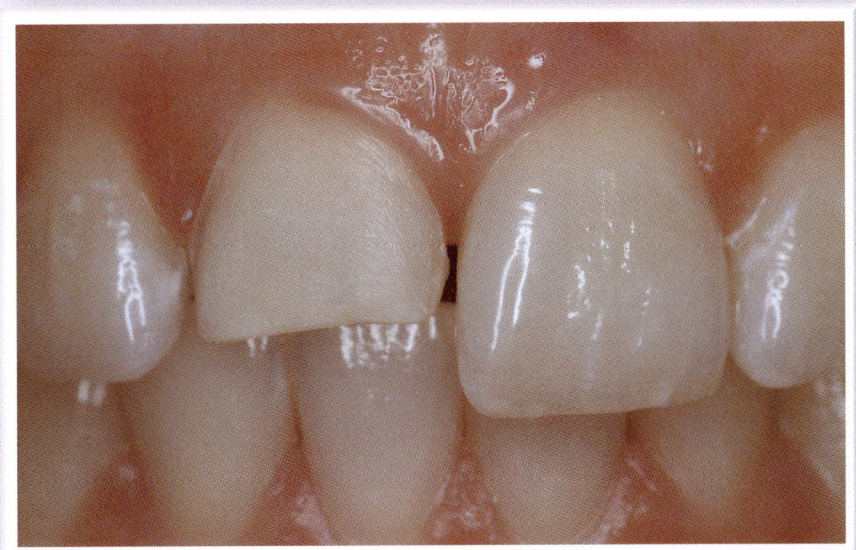

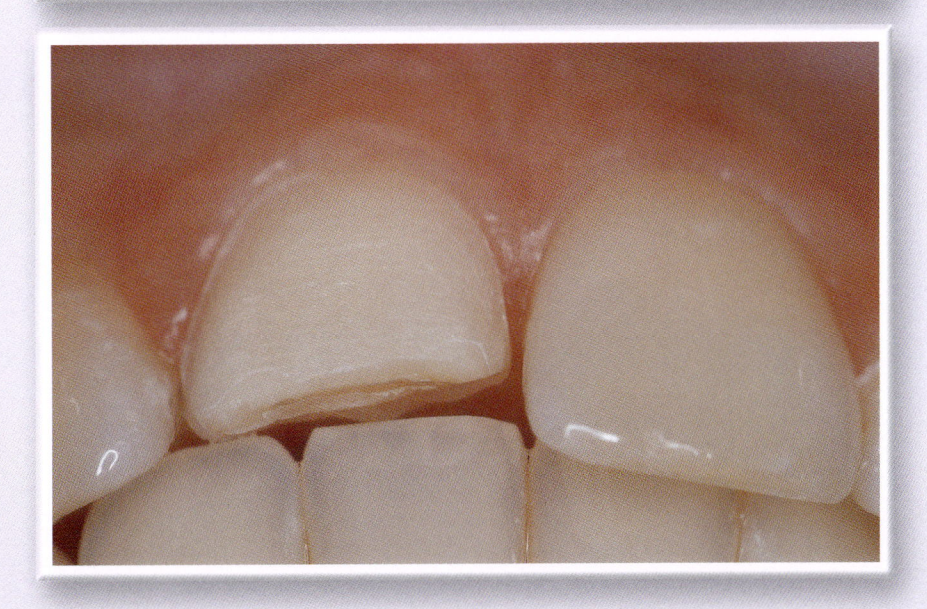

Natural Shades 41

ボディー、エナメル、およびインサイザルステイン
ラスターポーセレンシェード（ノリタケ EX-3 ポーセレン）

- LT0
- サーヴィカル1、2（2：1）
- AIB
- LT1
- LT1、クリーミーエナメル（1：1）
- E2
- マメロンオレンジ2
- インサイザルアウレオラ
- クリーミーエナメル
- Tブルー
- マメロンオレンジ1、白（2：1）

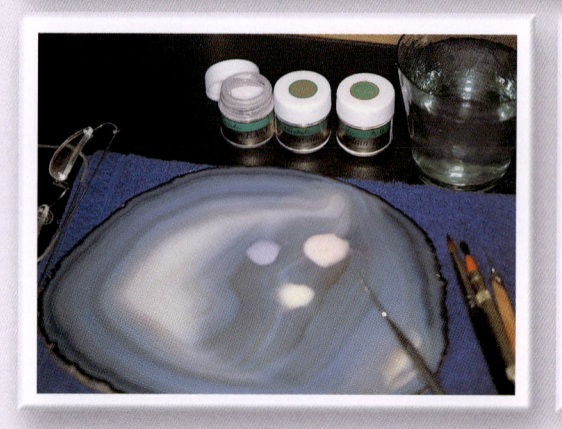

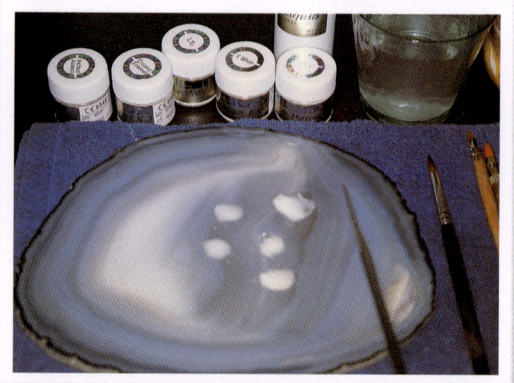

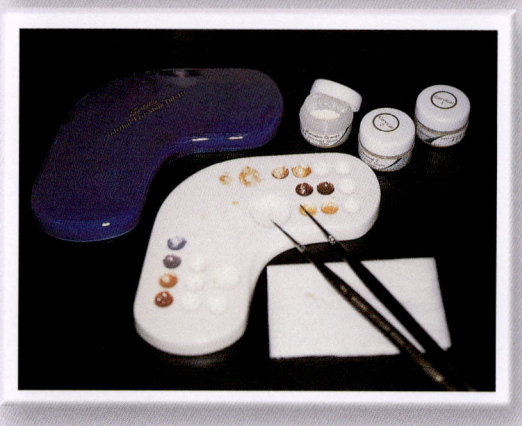

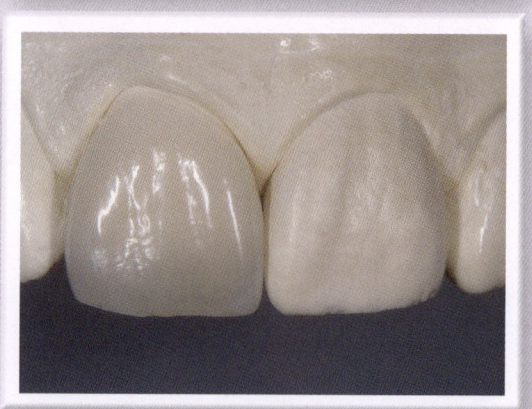

Smile Design

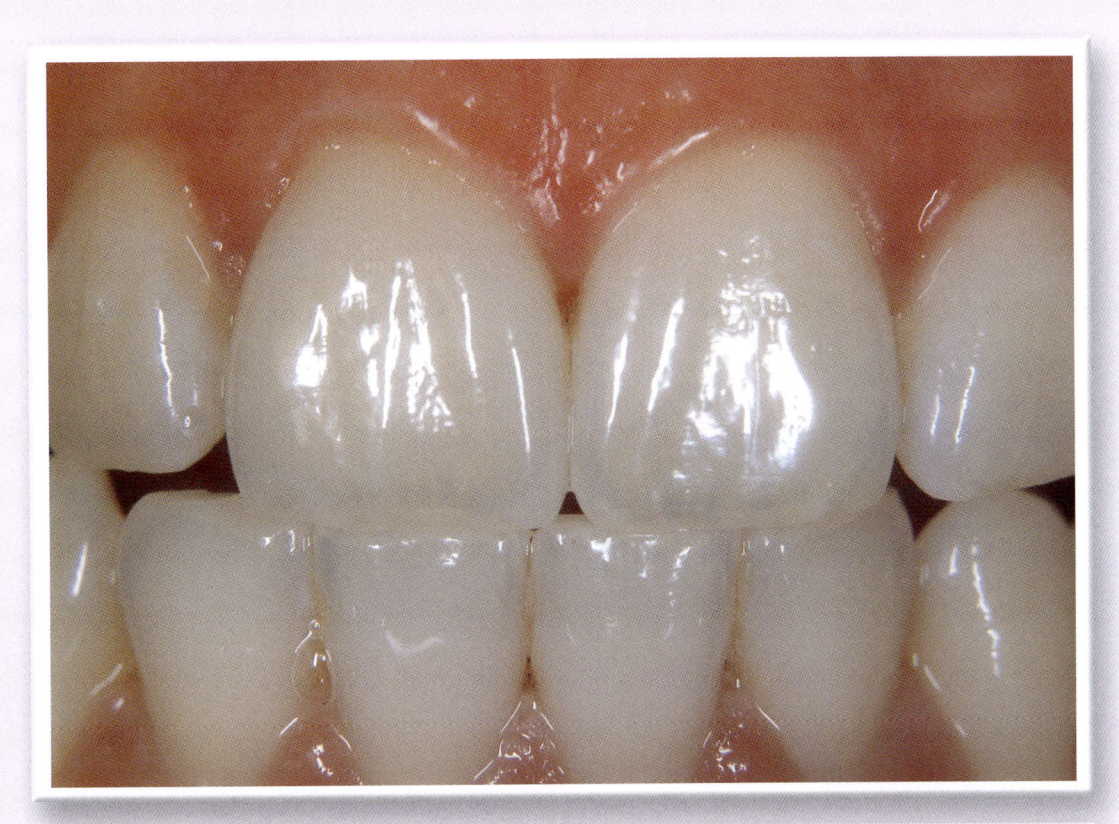

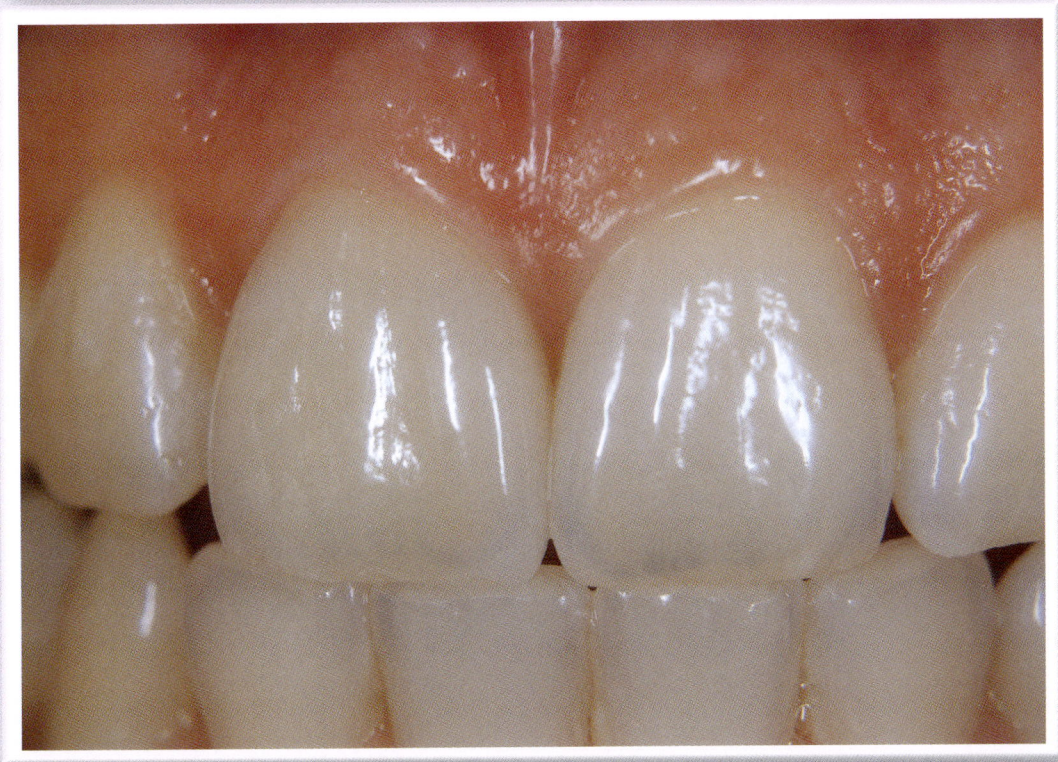

Natural Shades 43

# Case V.M.

### 治療計画
- 上顎両側中切歯に部分被覆型のポーセレンラミネートベニアを適用して正中離開を閉鎖する。
- 支台歯形成を実施しない。

### シェードの選択

| サーヴィカル | ボディー | インサイザル |
|---|---|---|
| A2 | B1 70%<br>A1 30% | B1 |

### スマイルデザイン

| 排列 | パーフェクト | **ブレンド** | ディスクリート | ライブリー |
|---|---|---|---|---|

| 輝度 | マキシマム | ハイ | **ナチュラル** | モデレイト | ティンテッド |
|---|---|---|---|---|---|

| 形態 | パーリー | **ラウンド** | バランス | デリケート | ストロング |
|---|---|---|---|---|---|

| インサイザル エフェクト | ナチュラル | **ソフト** |
|---|---|---|

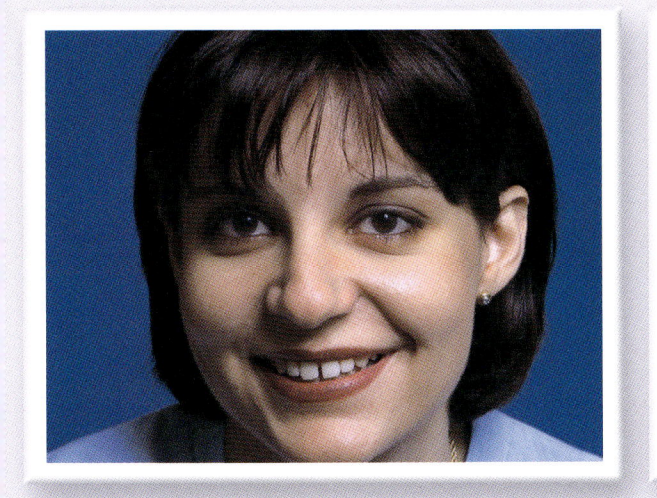

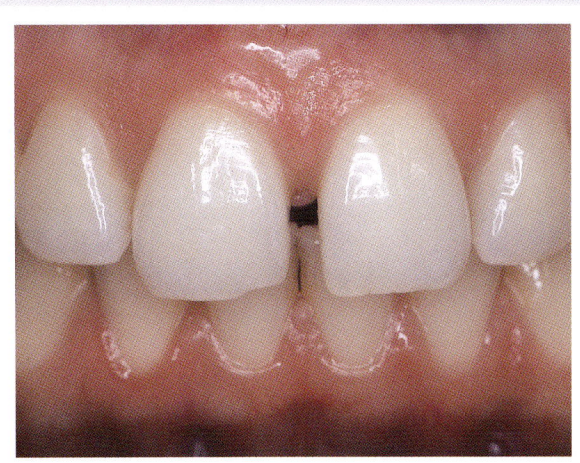

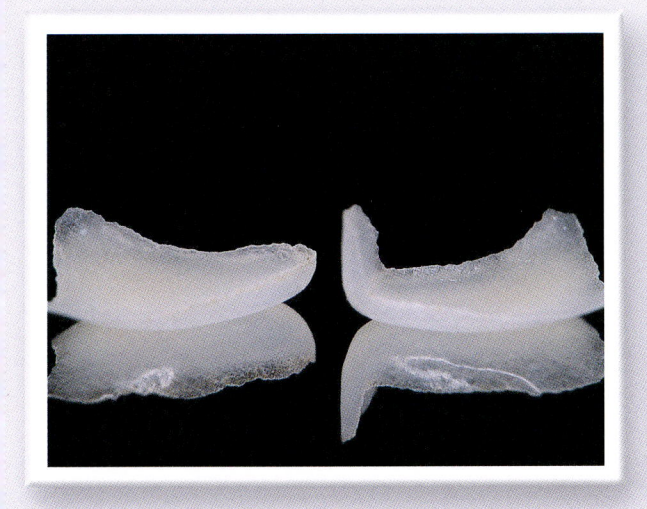

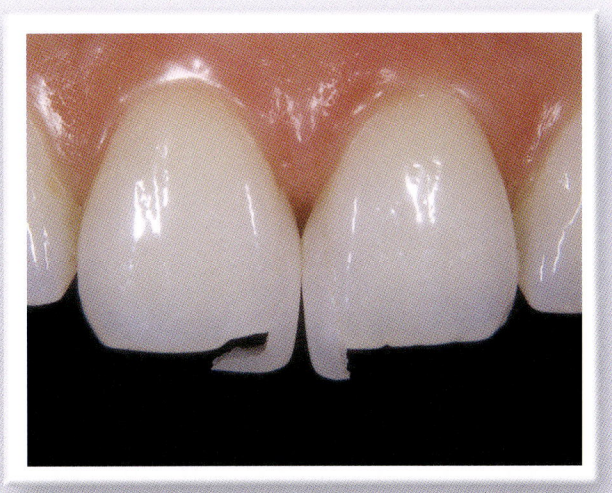

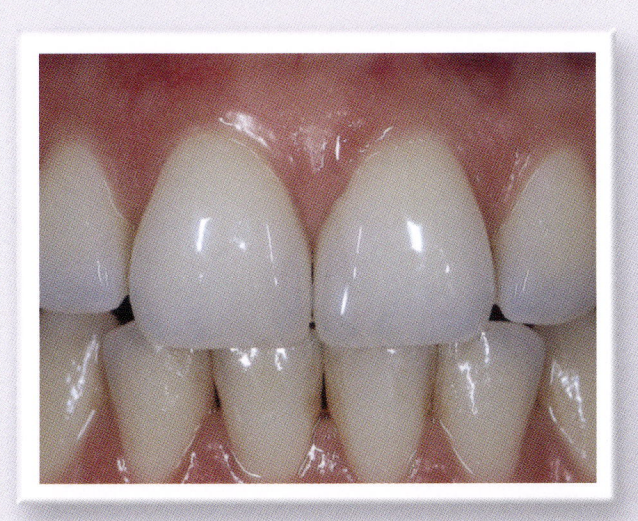

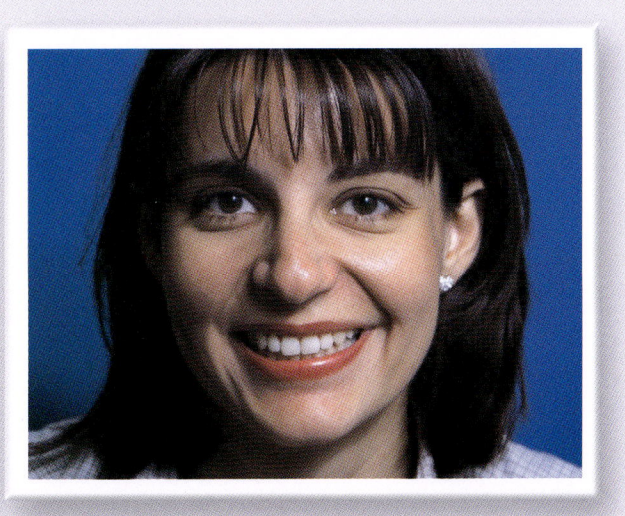

Natural Shades   45

# Case C.O.

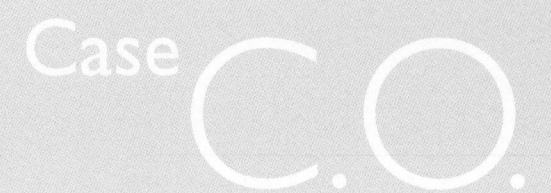

## 治療計画

- 上顎右側中切歯に現存するコンポジットレジン修復物を撤去し、ポーセレンラミネートベニアを装着する。

## シェードの選択

| サーヴィカル | ボディー | インサイザル |
|---|---|---|
| A1 50% | A1 85% | A1 |
| A2 50% | A2 15% | |

## スマイルデザイン

| 排列 | パーフェクト | **ブレンド** | ディスクリート | ライブリー |
|---|---|---|---|---|

| 輝度 | マキシマム | ハイ | **ナチュラル** | モデレイト | ティンテッド |
|---|---|---|---|---|---|

| 形態 | パーリー | ラウンド | **バランス** | デリケート | ストロング |
|---|---|---|---|---|---|

| インサイザルエフェクト | **ナチュラル** | ソフト |
|---|---|---|

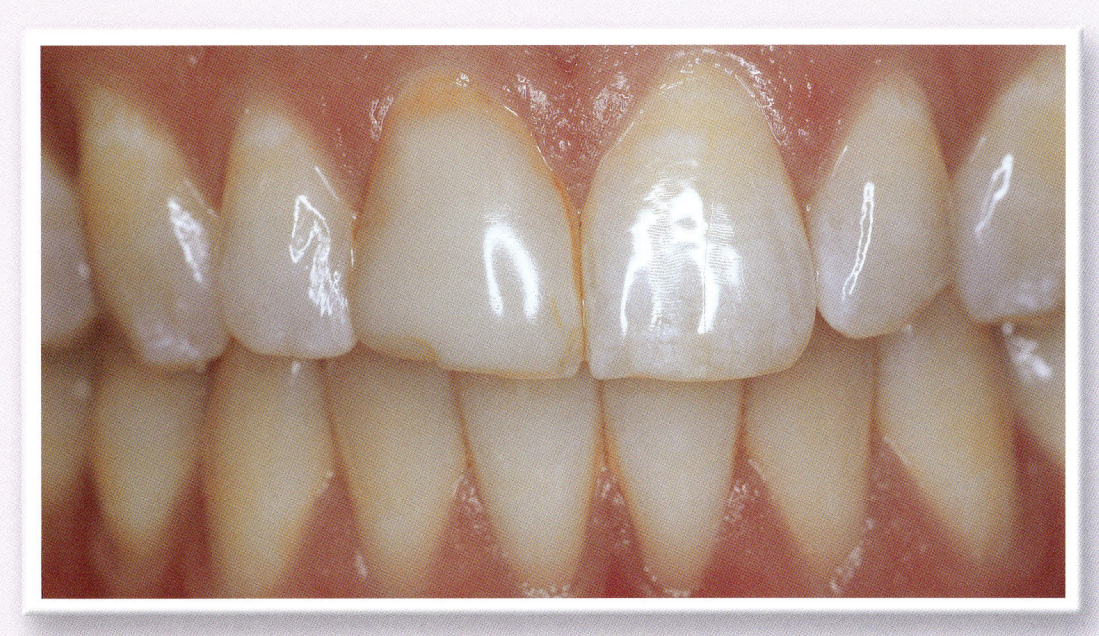

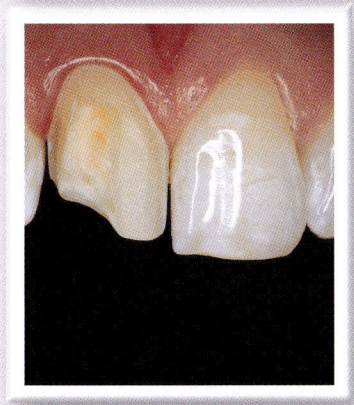

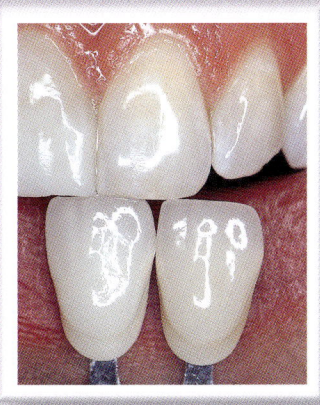

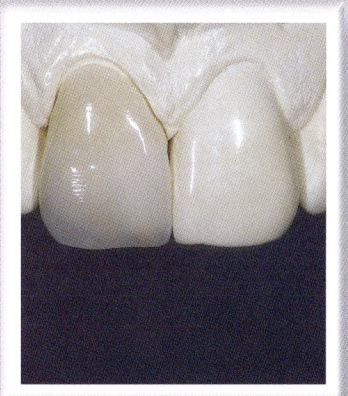

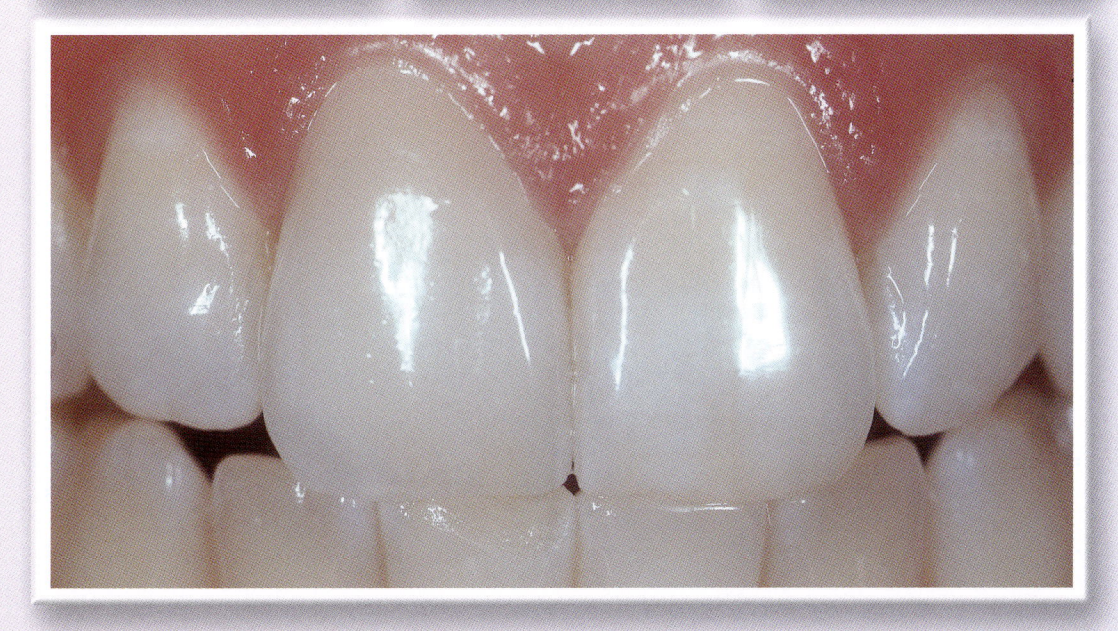

Natural Shades 47

# Case F.J.

### 患者の要望
- 上顎歯列に認められる歯間離開の閉鎖。
- 変色の治療。
- 中等度のA1/A2シェードにする。

### 審美的要件を達成するための手段
- 上顎両側中切歯の左右対称性を改善する。
- 上顎両側側切歯の長径と幅径とのバランスを最適化する。
- 上顎両側犬歯の長径を延長する。

### シェードの選択

| 中切歯 | 側切歯 | 犬歯 |
|---|---|---|
| A1 40% | A1 25% | A2 |
| A2 60% | A2 75% | |

### スマイルデザイン

| | | | | | |
|---|---|---|---|---|---|
| 排列 | パーフェクト | ブレンド | ディスクリート | ライブリー | |
| 輝度 | マキシマム | ハイ | ナチュラル | モデレイト | ティンテッド |
| 形態 | パーリー | ラウンド | バランス | デリケート | ストロング |
| インサイザルエフェクト | ナチュラル | ソフト | | | |

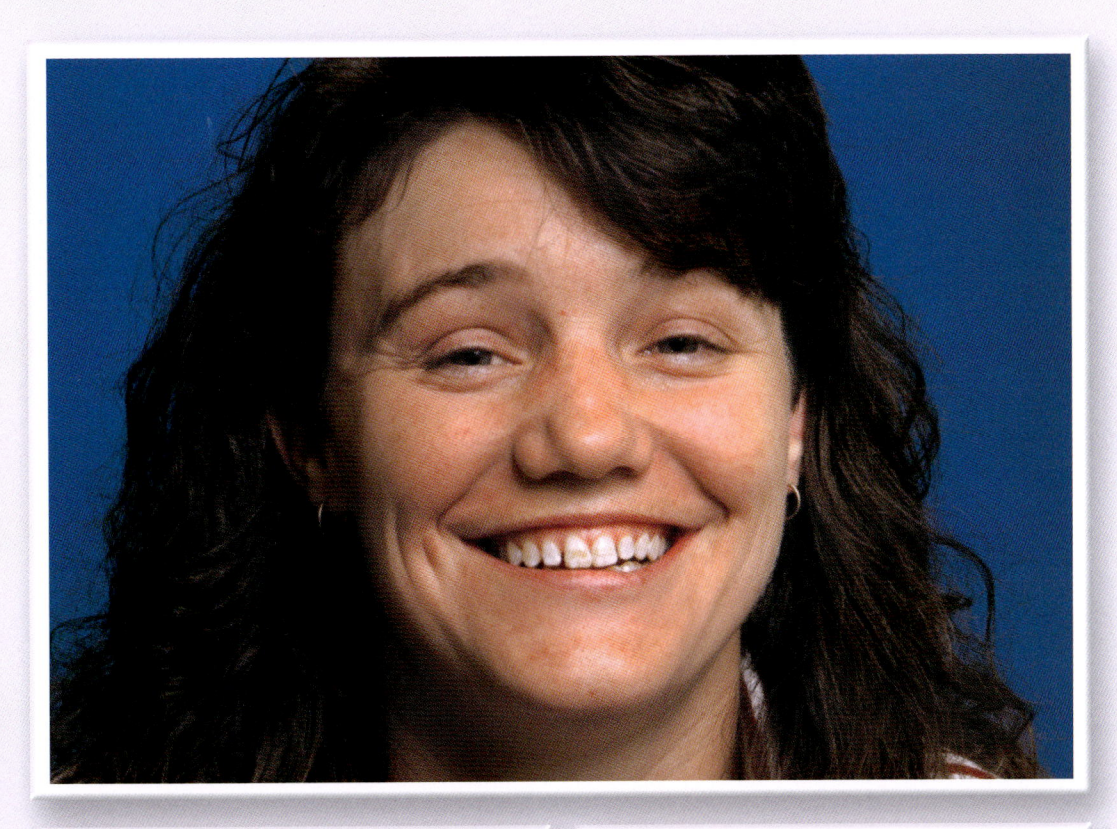

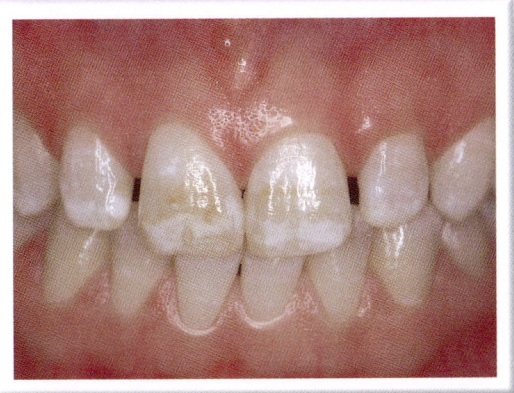

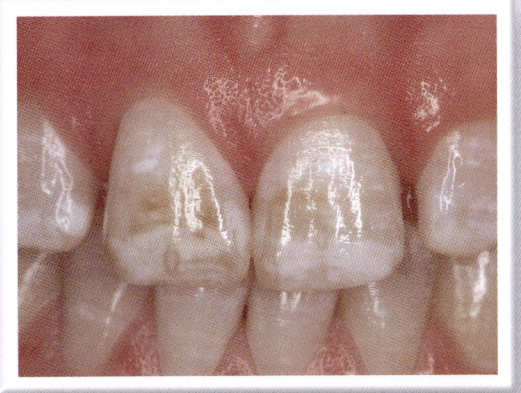

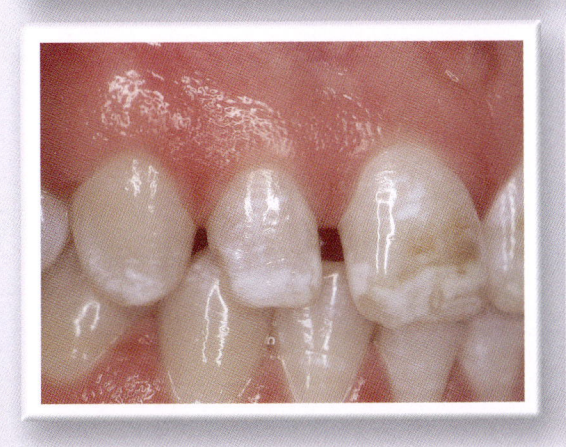

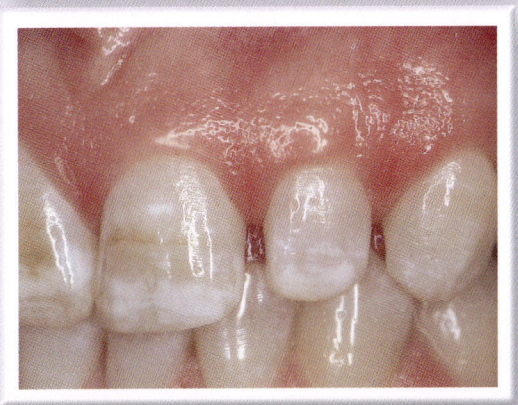

Natural Shades 49

50  Smile Design

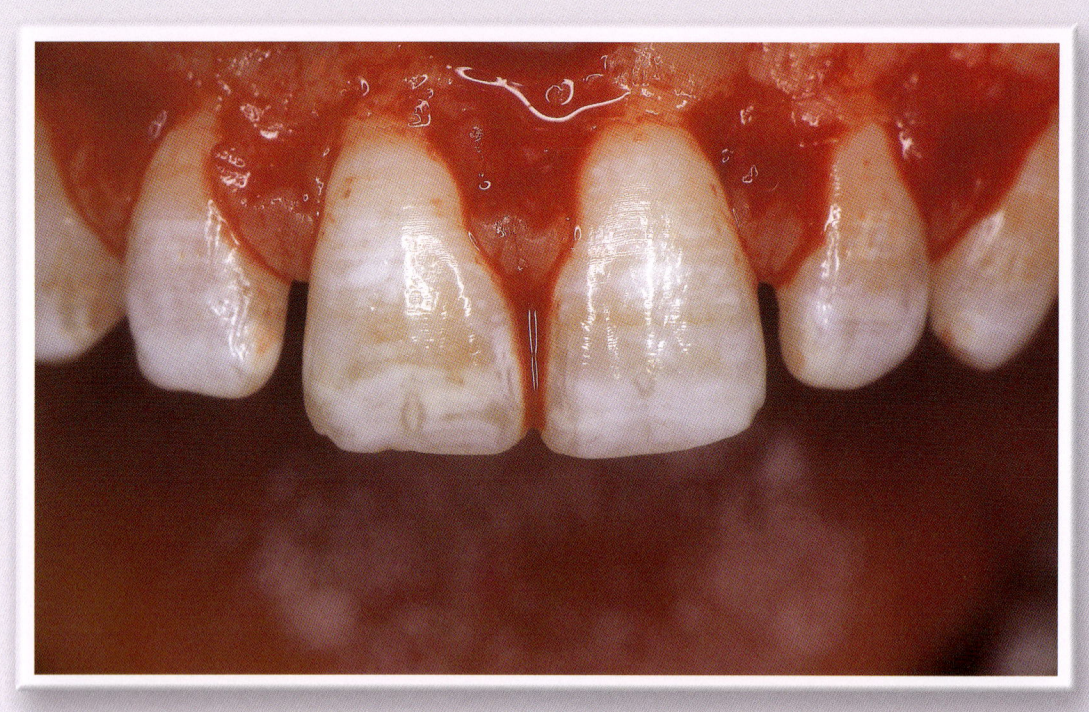

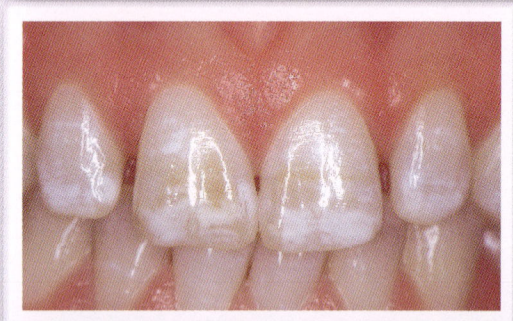

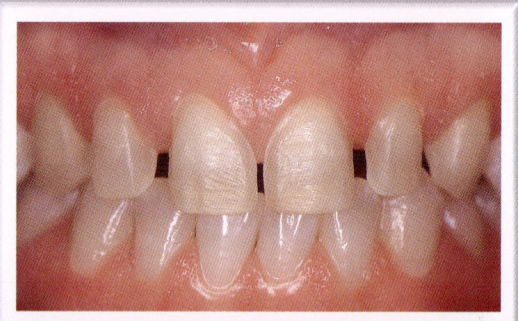

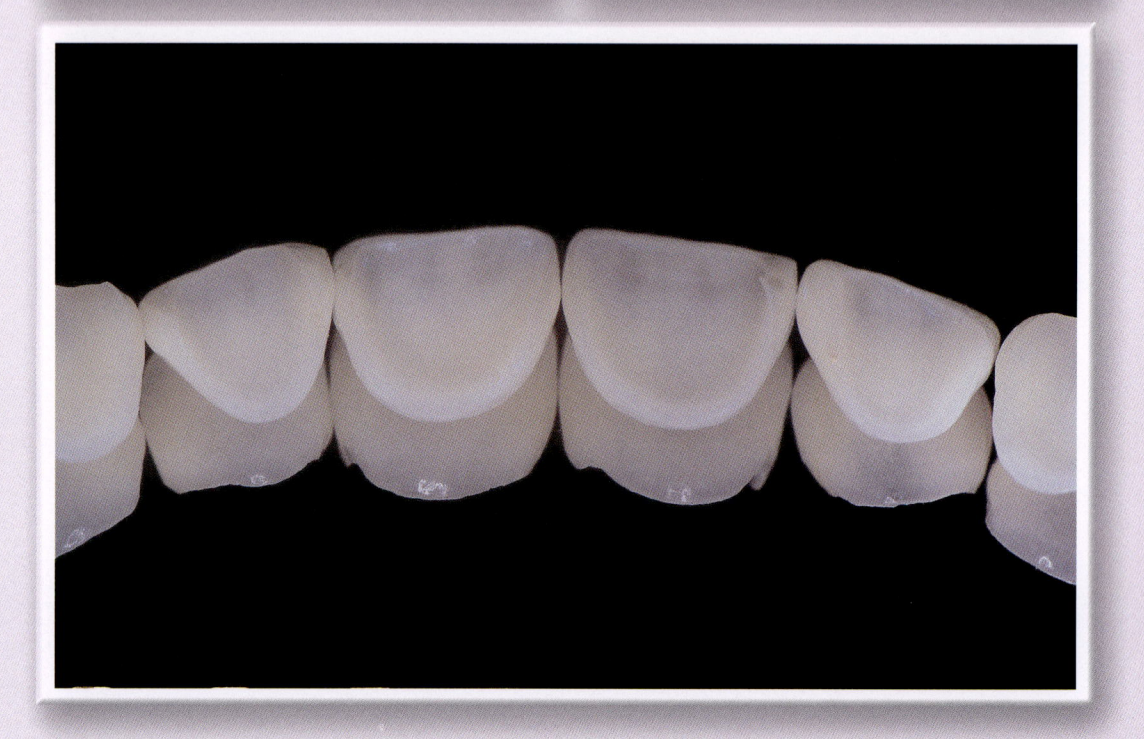

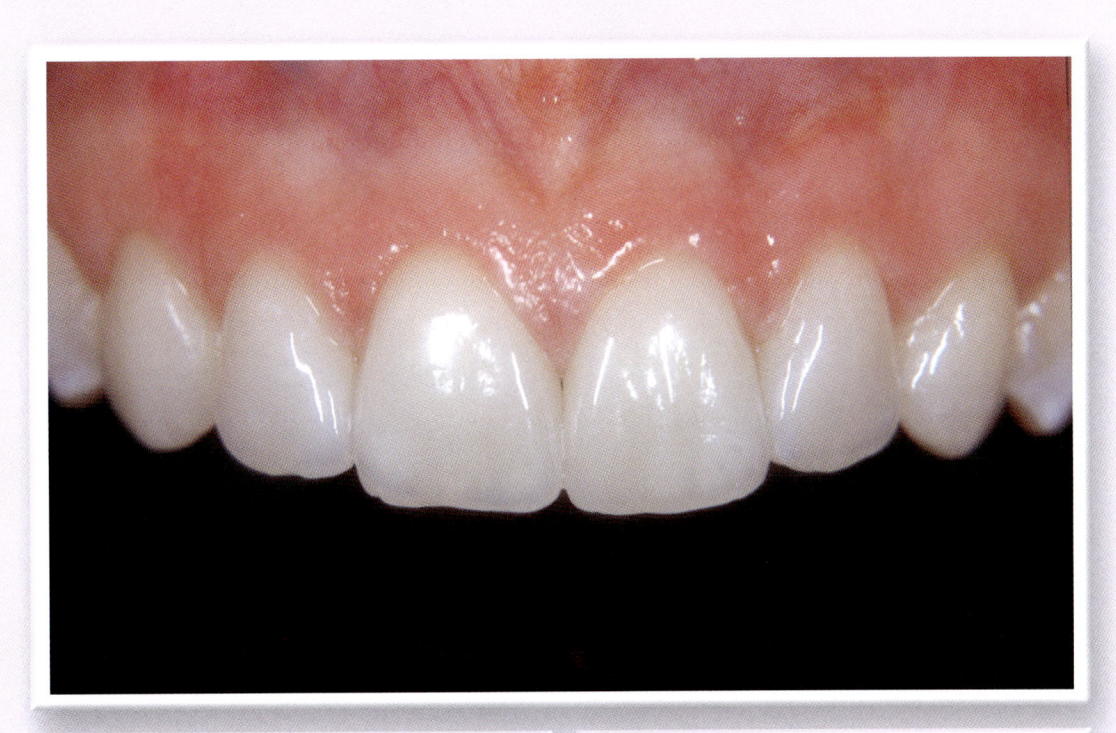

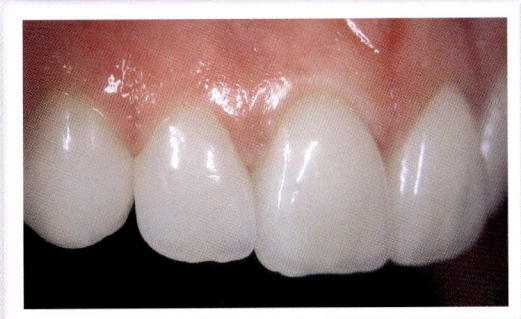

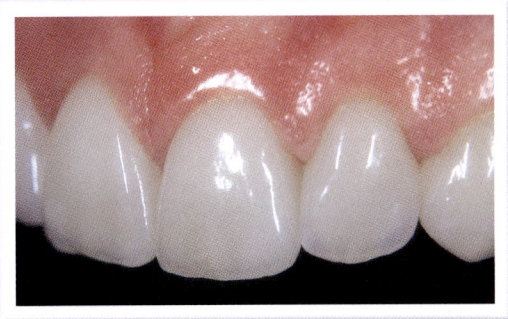

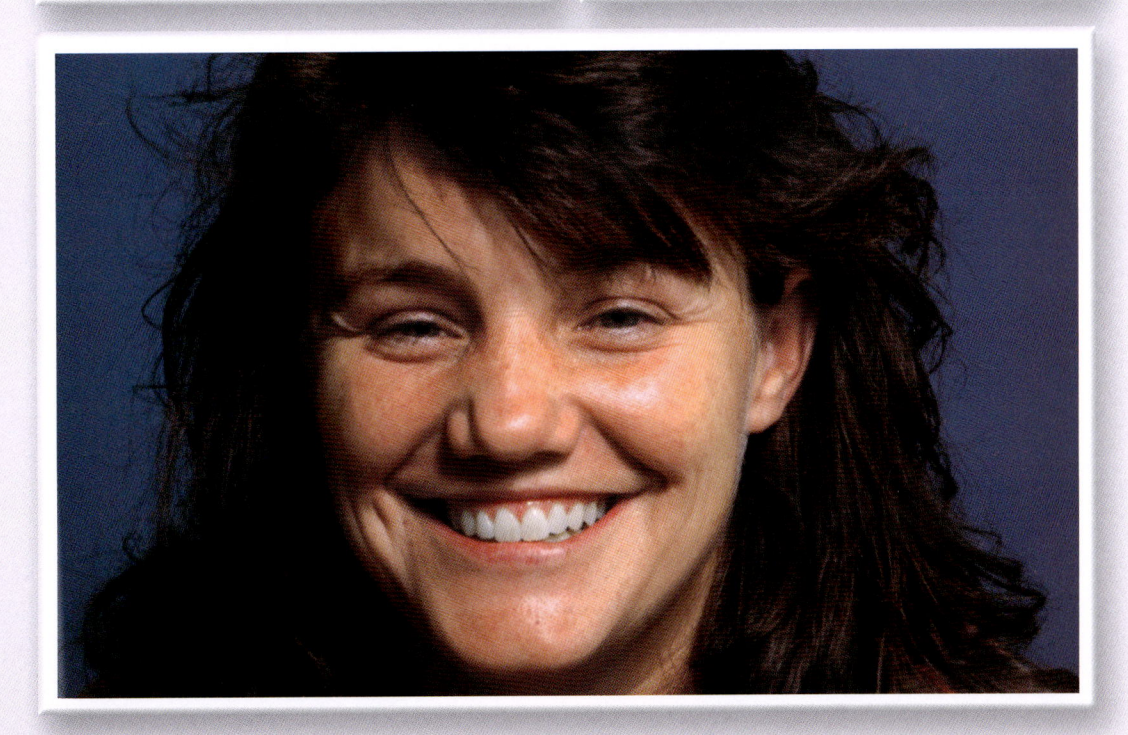

Natural Shades 51

# Case L.D.

### 患者の要望
- 上顎前歯部に認められる歯間離開の閉鎖。
- 中等度のA1/A2シェードにする。

### 審美的要件を達成するための手段
- 上顎両側中切歯の歯冠外形のバランスを改善する。
- 上顎両側側切歯の長径と幅径とのバランスを最適化する。

### シェードの選択

| 中切歯 | 側切歯 | 犬歯 |
|---|---|---|
| A1 60% | A1 50% | A2 |
| A2 40% | A2 50% | |

### スマイルデザイン

| | | | | | |
|---|---|---|---|---|---|
| 排列 | パーフェクト | **ブレンド** | ディスクリート | ライブリー | |
| 輝度 | マキシマム | ハイ | **ナチュラル** | モデレイト | ティンテッド |
| 形態 | パーリー | ラウンド | **バランス** | デリケート | ストロング |
| インサイザルエフェクト | ナチュラル | **ソフト** | | | |

Smile Design

Natural Shades

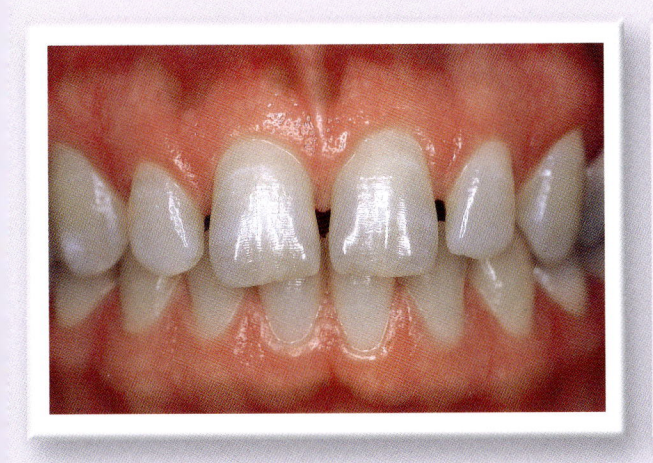

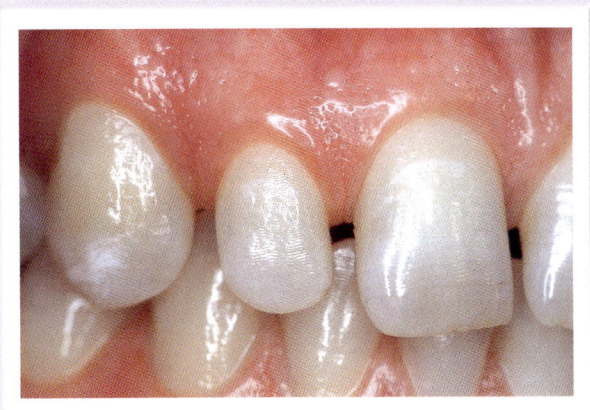

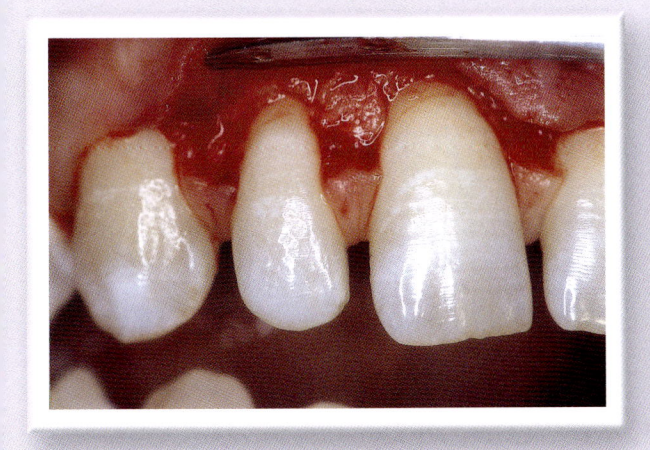

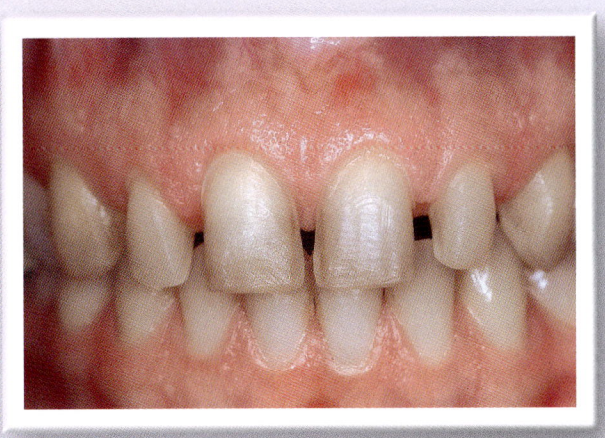

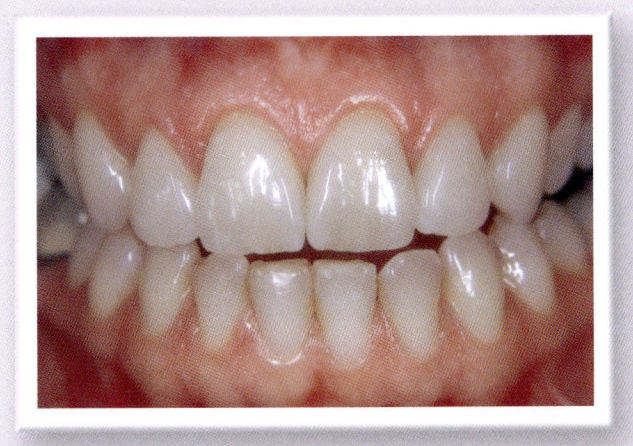

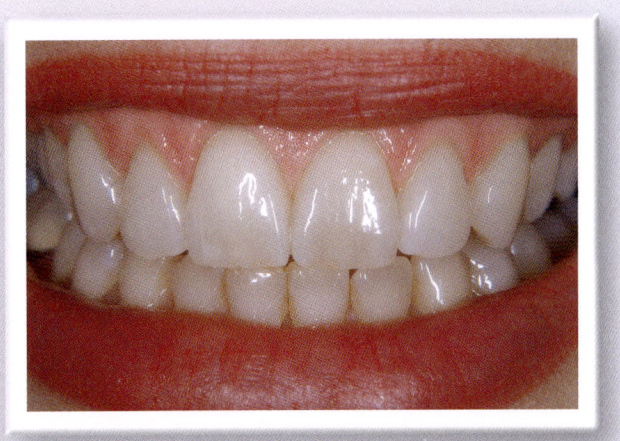

# Case D.T.

### 患者の要望
- 上顎両側中切歯間の正中離開を閉鎖する。
- 上顎前歯群の露出歯冠長を延長する。
- 中等度のA1/A2シェードにする。

### 審美的要件を達成するための手段
- 適切なアンテリアガイダンスを付与する。
- 上顎両側中切歯を対象に根面被覆を行う。
- 長期的に安定した予後を得るべくオクルーザルスプリントの装用を指示する。

### シェードの選択

| 中切歯 | 側切歯 | 犬歯 |
|---|---|---|
| A1 70% | A1 50% | A2 |
| A2 30% | A2 50% | |

### スマイルデザイン

| | | | | | |
|---|---|---|---|---|---|
| 排列 | パーフェクト | **ブレンド** | ディスクリート | ライブリー | |
| 輝度 | マキシマム | ハイ | **ナチュラル** | モデレイト | ティンテッド |
| 形態 | パーリー | **ラウンド** | バランス | デリケート | ストロング |
| インサイザルエフェクト | **ナチュラル** | ソフト | | | |

Natural Shades

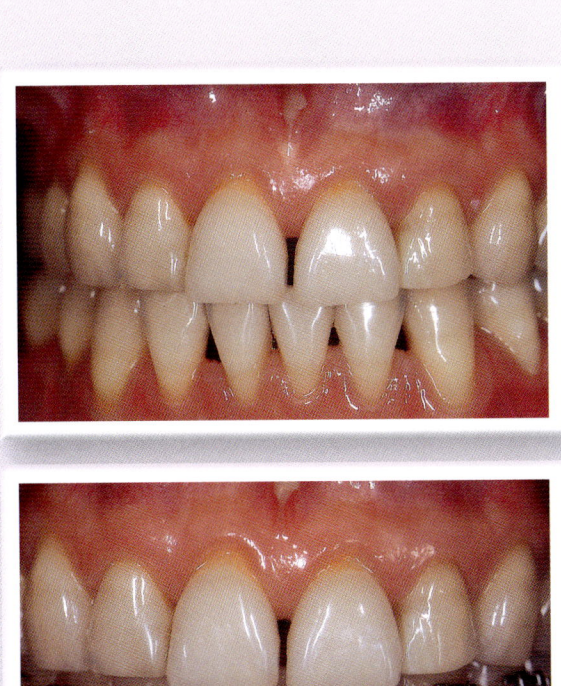

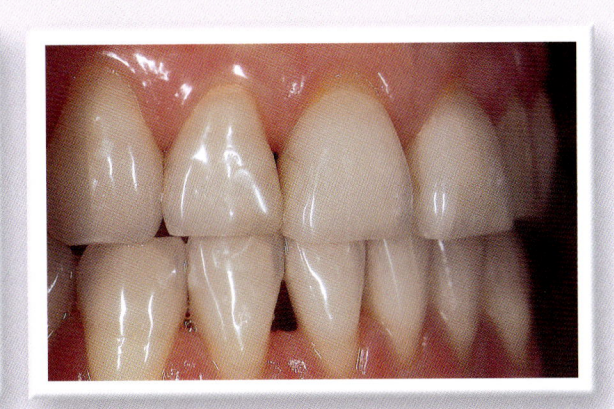

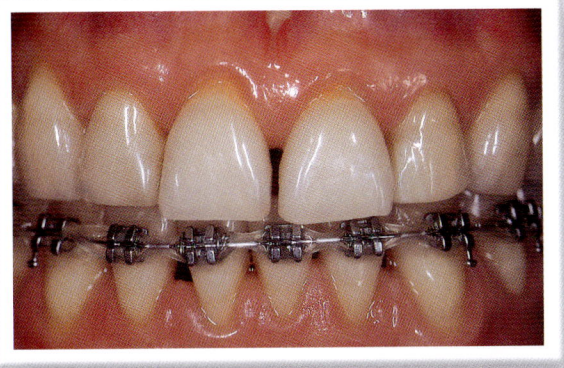

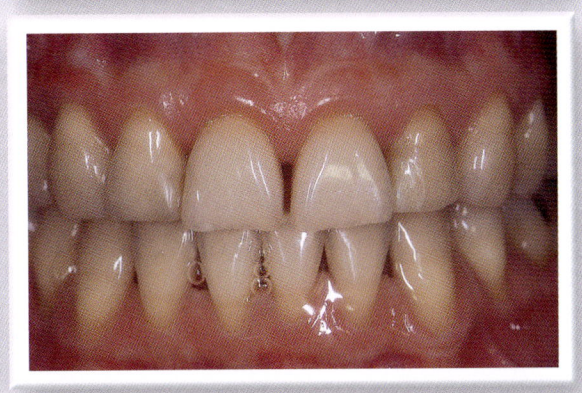

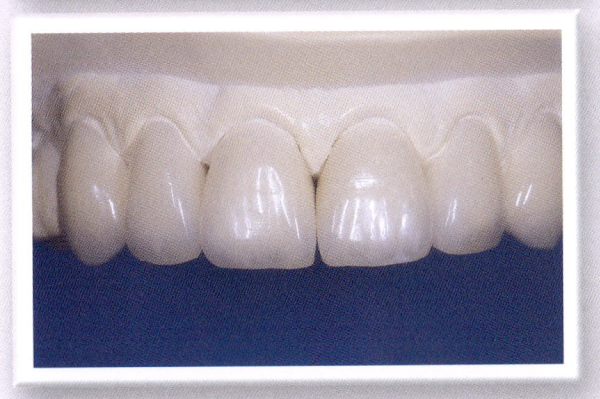

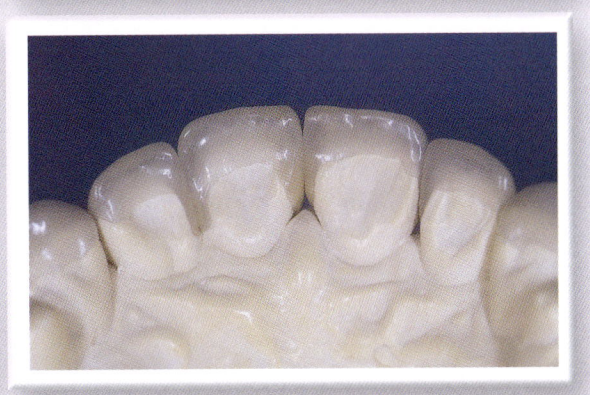

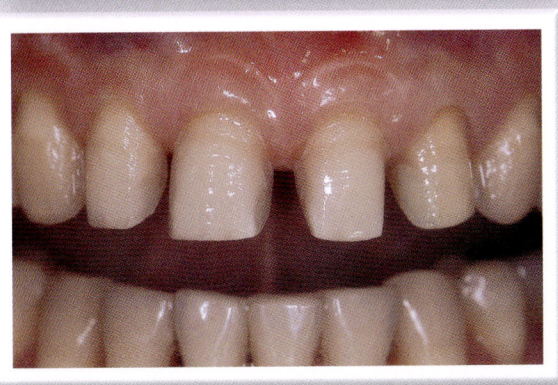

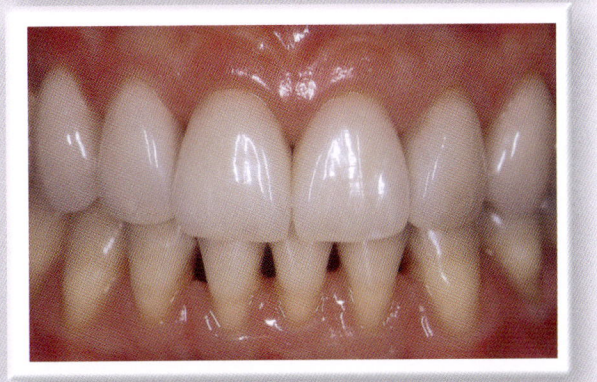

# Case J.H.

## 患者の要望

- 変色の遮蔽。
- 中等度のA1/A2シェードにする。

## 審美的要件を達成するための手段

- 外科的歯冠長延長術を適用して、上顎6前歯を対象に歯冠の長径と幅径とのバランスを最適化する。

## シェードの選択

| 中切歯 | 側切歯 | 犬歯 |
|---|---|---|
| A1 75% | A1 75% | A1 60% |
| A2 25% | A2 25% | A2 40% |

## スマイルデザイン

| | | | | | |
|---|---|---|---|---|---|
| 排列 | パーフェクト | **ブレンド** | ディスクリート | ライブリー | |
| 輝度 | マキシマム | ハイ | **ナチュラル** | モデレイト | ティンテッド |
| 形態 | パーリー | ラウンド | **バランス** | デリケート | ストロング |
| インサイザルエフェクト | **ナチュラル** | ソフト | | | |

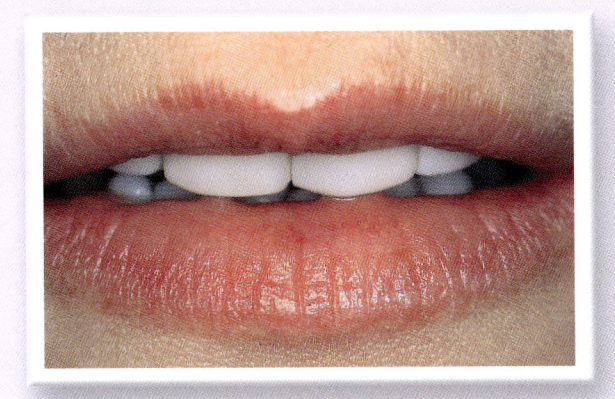

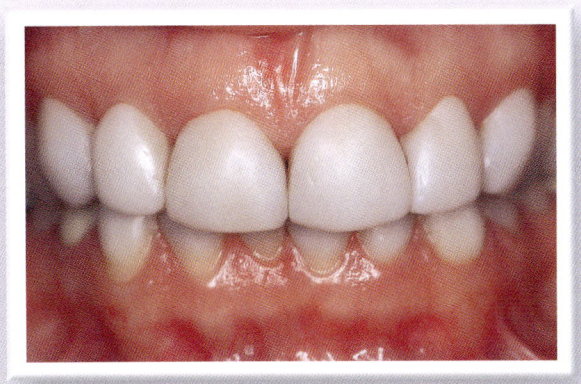

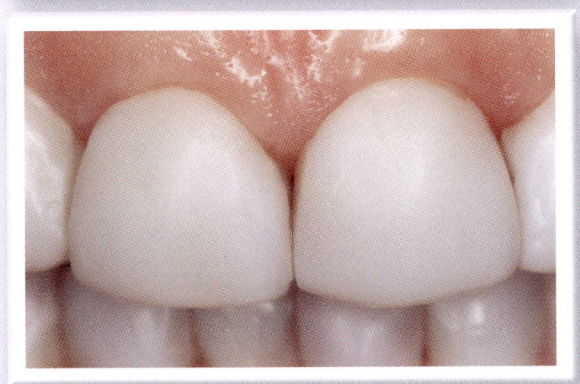

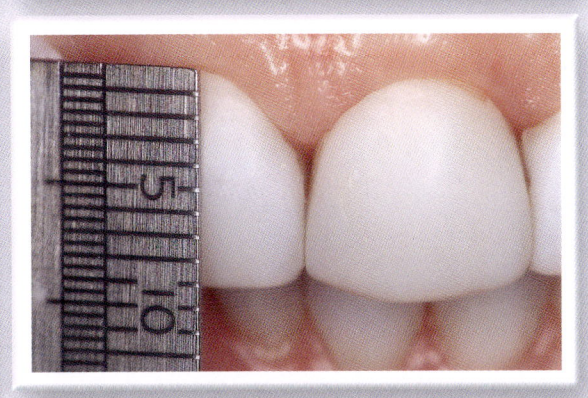

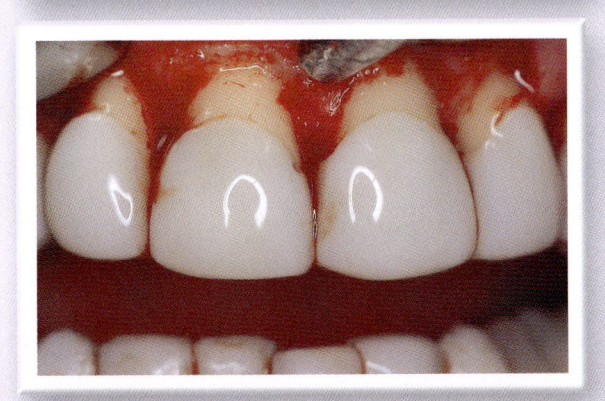

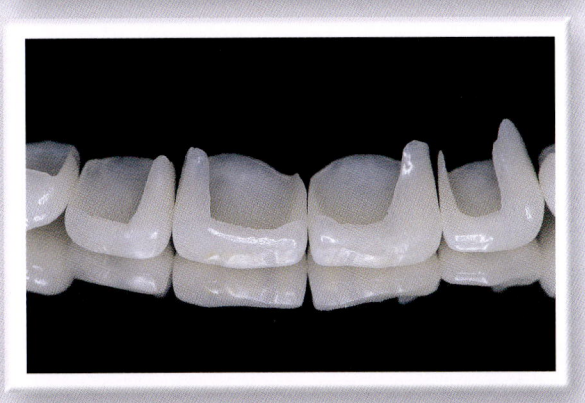

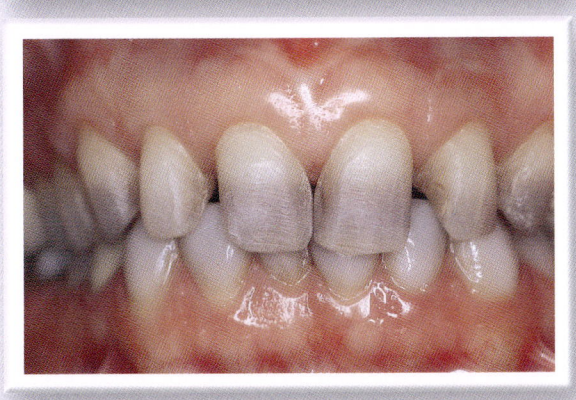

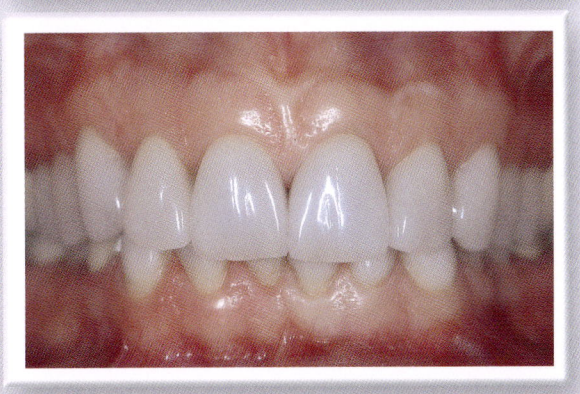

Natural Shades 57

# Case L.C.

### 患者の要望
- 均一な明るいシェードにする。
- 上顎前歯部の各々の歯牙の形態を改善する。

### 審美的要件を達成するための手段
- 微笑時における上顎前歯部歯肉の露出を最小限にする。
- アンテリアガイダンスを温存しつつ、切歯の長さをやや短くする。

### シェードの選択

| 中切歯 | 側切歯/小臼歯 | 犬歯 |
|---|---|---|
| A1 80% | A1 70% | A2 |
| A2 20% | A2 30% | |

### スマイルデザイン

| | | | | | |
|---|---|---|---|---|---|
| 排列 | **パーフェクト** | ブレンド | ディスクリート | ライブリー | |
| 輝度 | マキシマム | ハイ | **ナチュラル** | モデレイト | ティンテッド |
| 形態 | パーリー | **ラウンド** | バランス | デリケート | ストロング |
| インサイザルエフェクト | **ナチュラル** | ソフト | | | |

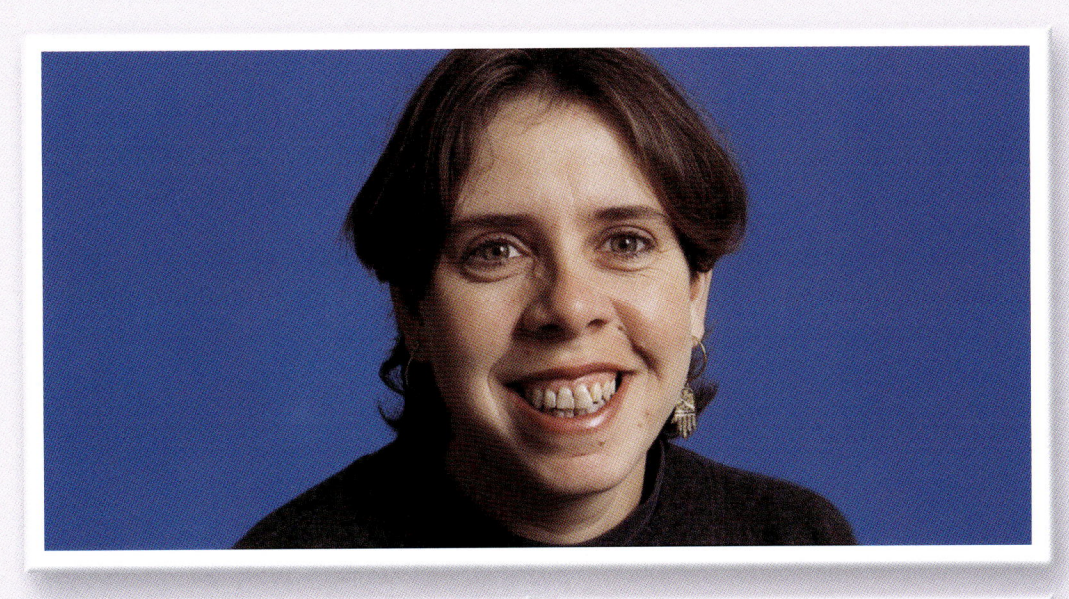

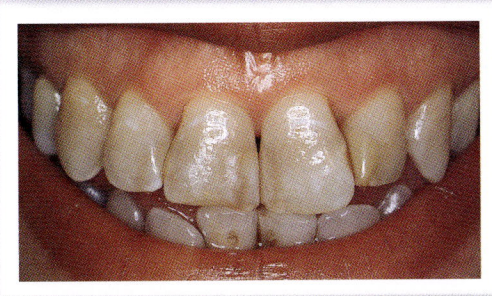

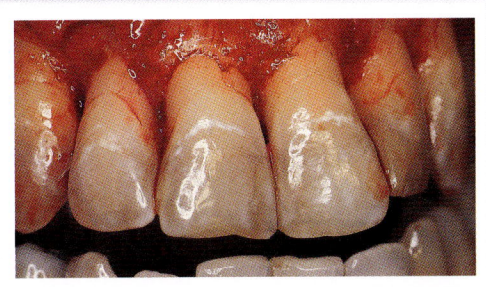

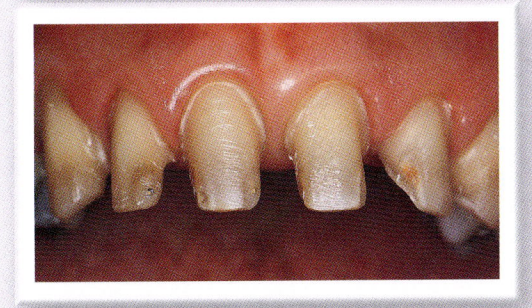

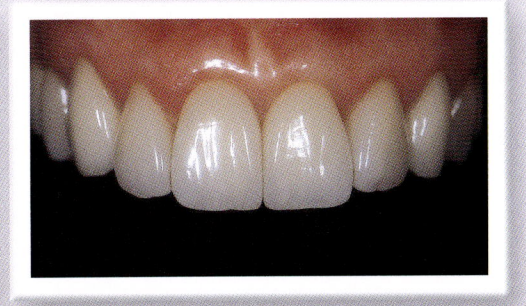

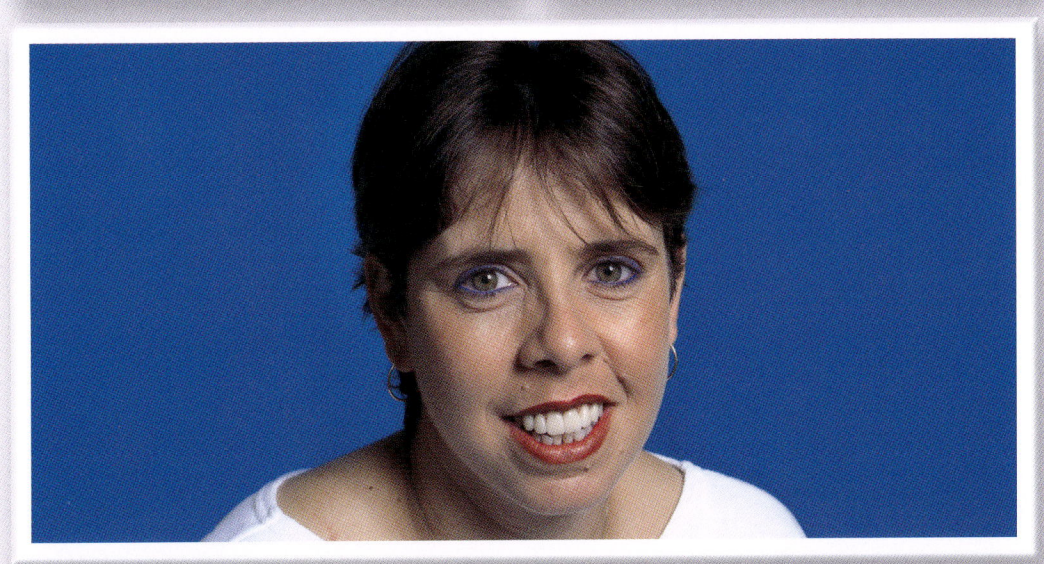

Natural Shades 59

# Case P.D.

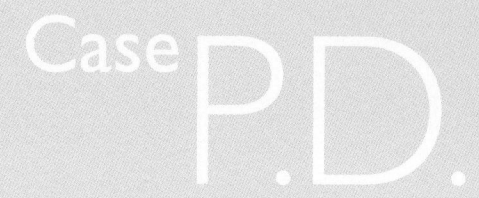

### 患者の要望
- 上顎左側中切歯に装着されているセラモメタルクラウンを撤去し、新しいものと交換する。ちなみにこのセラモメタルクラウンは、生物学的幅径を侵襲している。

### 審美的要件を達成するための手段
- 生物学的幅径を再度獲得すべく歯槽骨切除術を実施する。
- 高密度の焼結アルミナを主原料とするオールセラミッククラウンを装着する。

### シェードの選択

| サーヴィカル | ボディー | インサイザル |
|---|---|---|
| A1 50% | A1 90% | A1 |
| A2 50% | A2 10% | |

### スマイルデザイン

| | | | | | |
|---|---|---|---|---|---|
| 排列 | **パーフェクト** | ブレンド | ディスクリート | ライブリー | |
| 輝度 | マキシマム | ハイ | **ナチュラル** | モデレイト | ティンテッド |
| 形態 | パーリー | ラウンド | **バランス** | デリケート | ストロング |
| インサイザルエフェクト | **ナチュラル** | ソフト | | | |

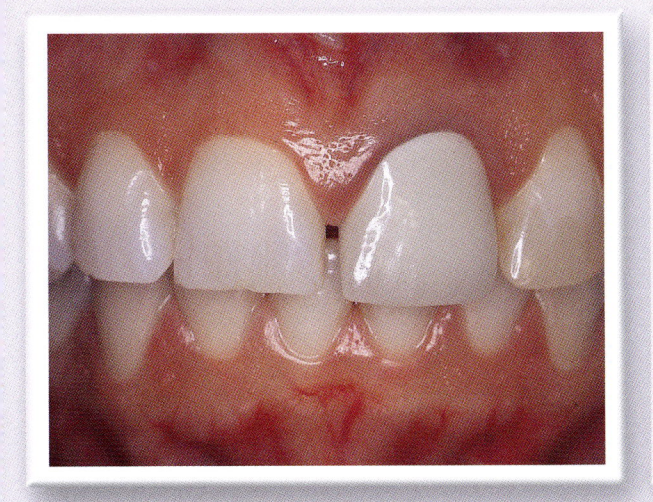

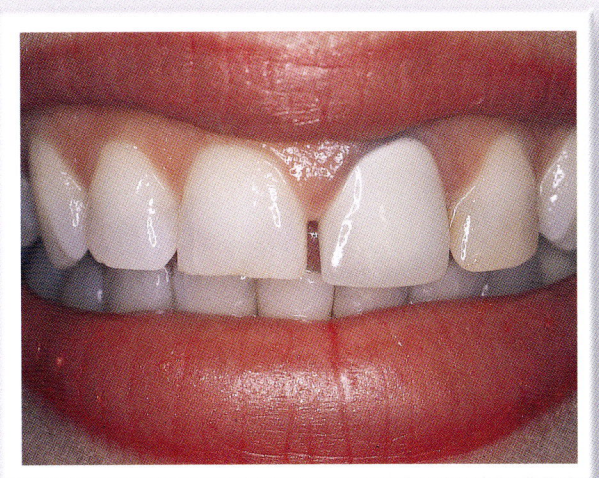

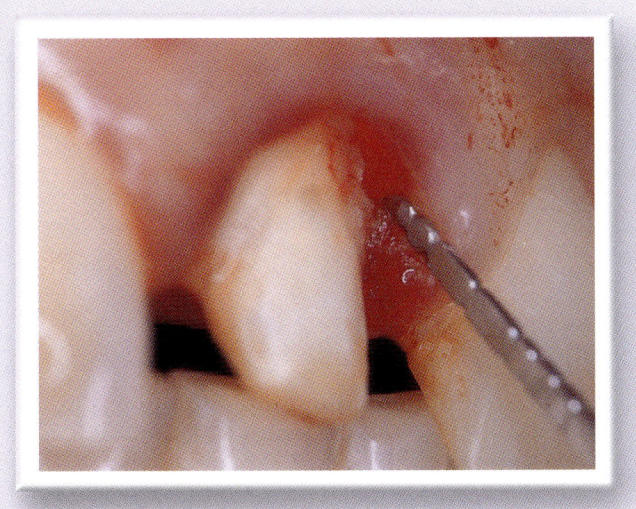

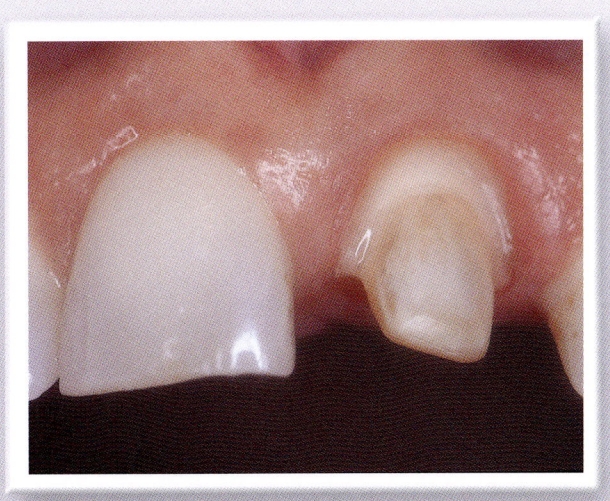

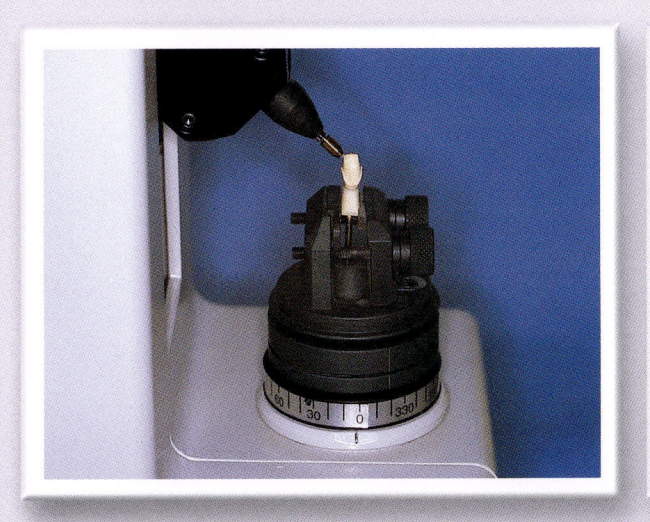

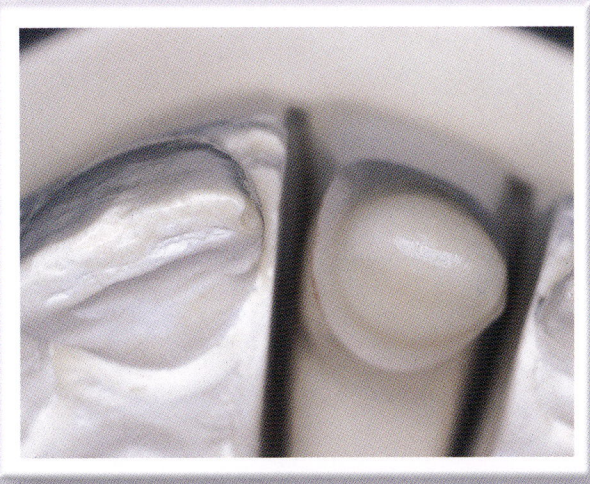

Natural Shades 61

ボディー、エナメル、およびインサイザルステイン
ラスターポーセレンシェード（ノリタケ Cerabien ポーセレン）

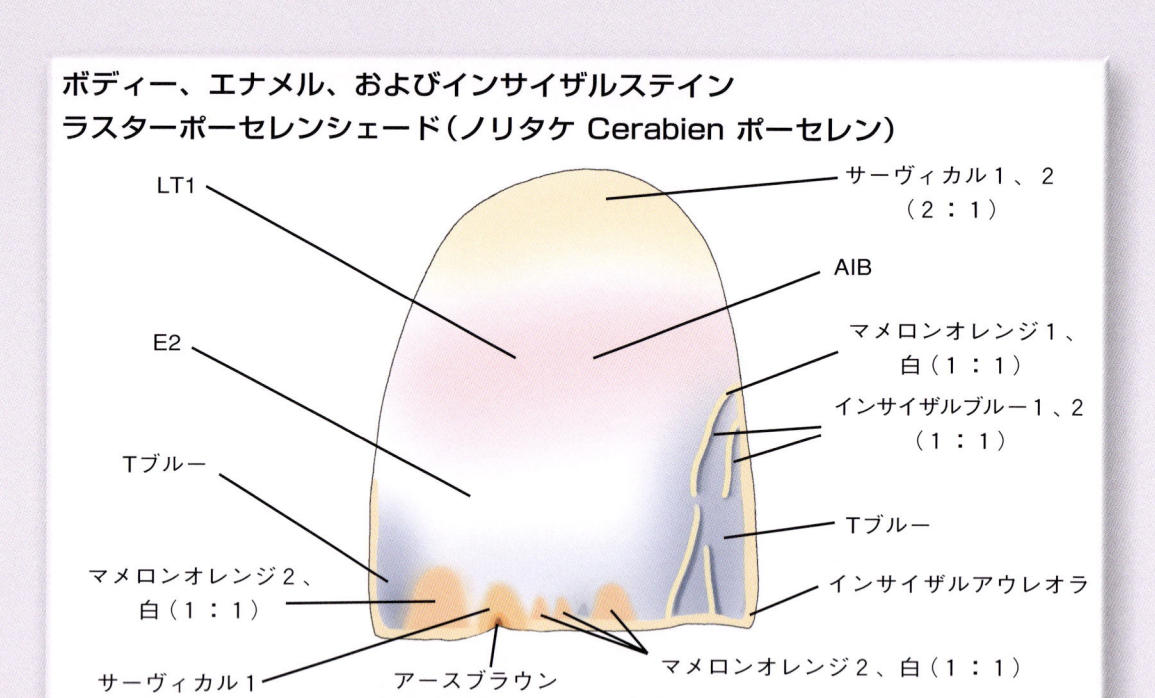

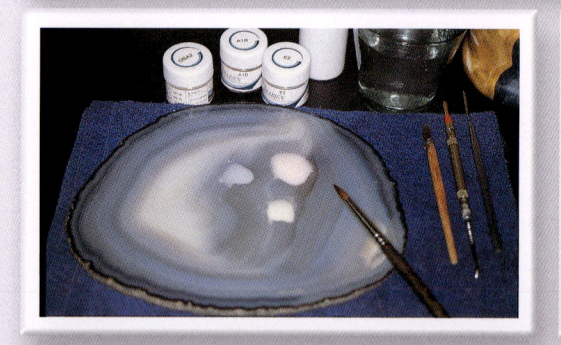

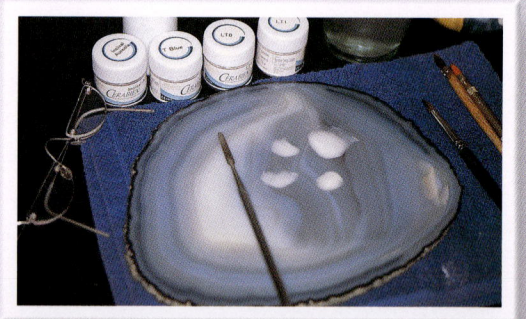

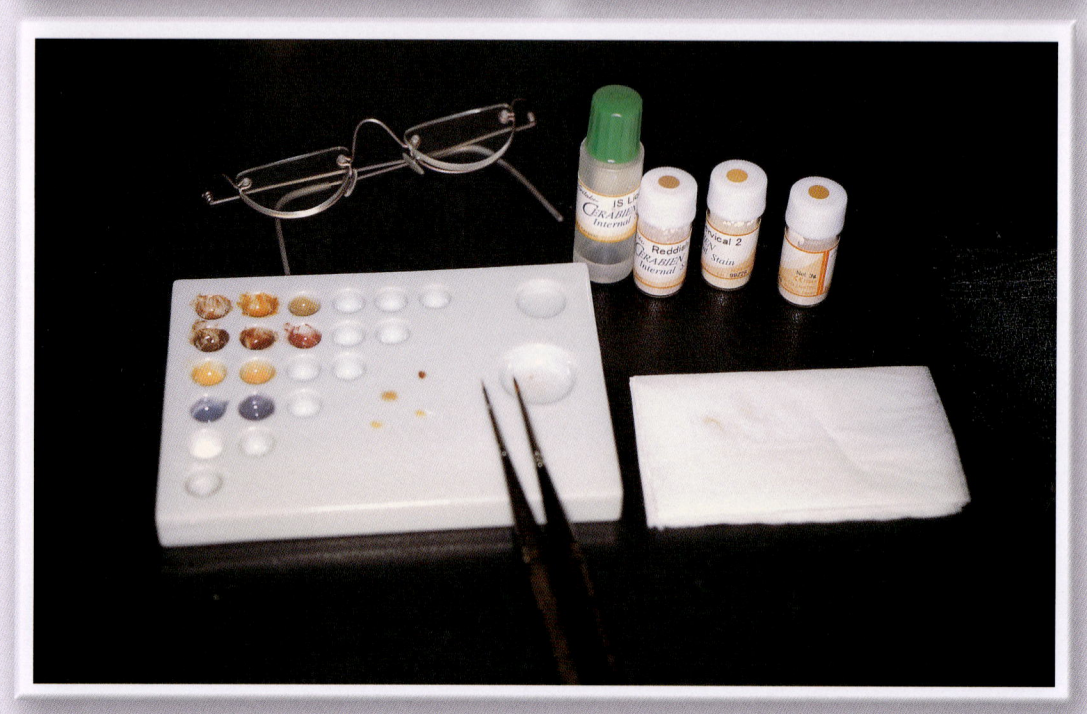

- LT1
- サーヴィカル1、2（2：1）
- AIB
- E2
- マメロンオレンジ1、白（1：1）
- インサイザルブルー1、2（1：1）
- Tブルー
- Tブルー
- マメロンオレンジ2、白（1：1）
- インサイザルアウレオラ
- サーヴィカル1
- アースブラウン
- マメロンオレンジ2、白（1：1）

62　Smile Design

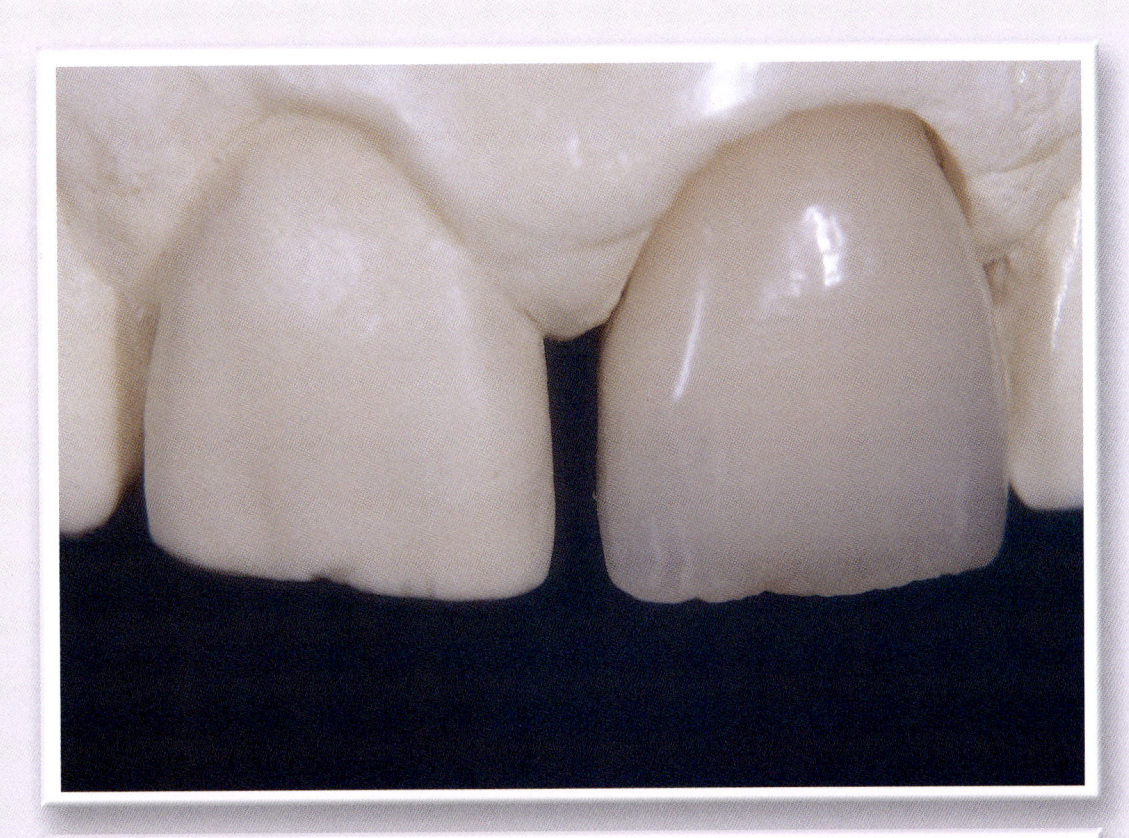

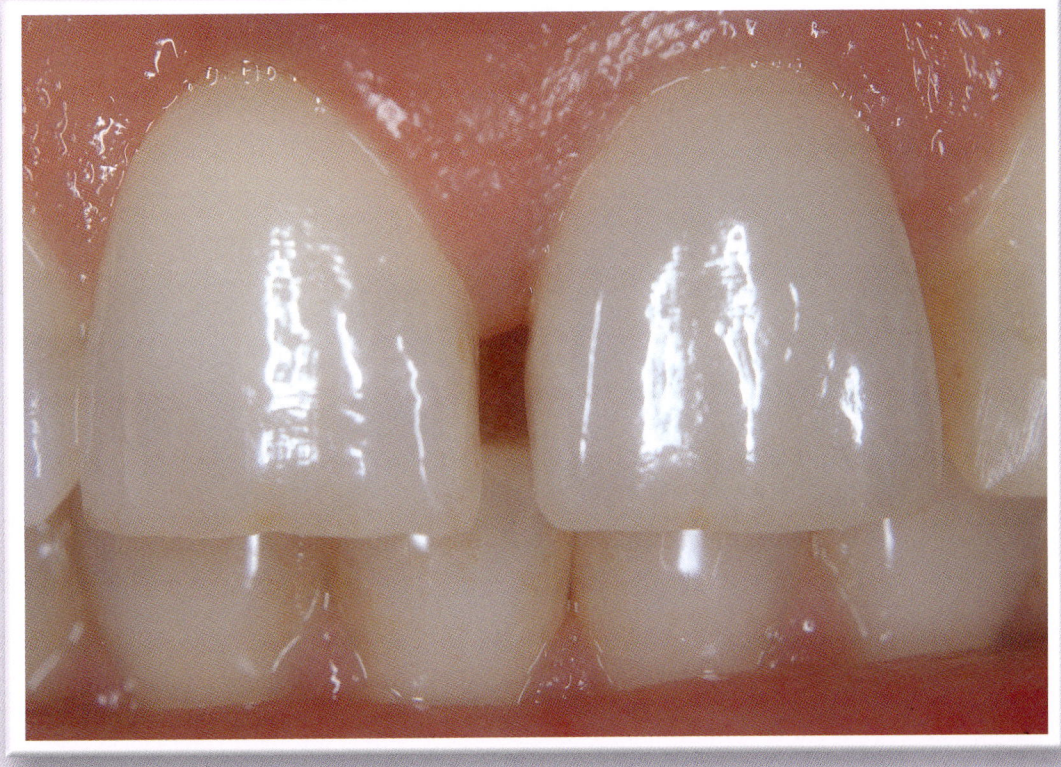

Natural Shades 63

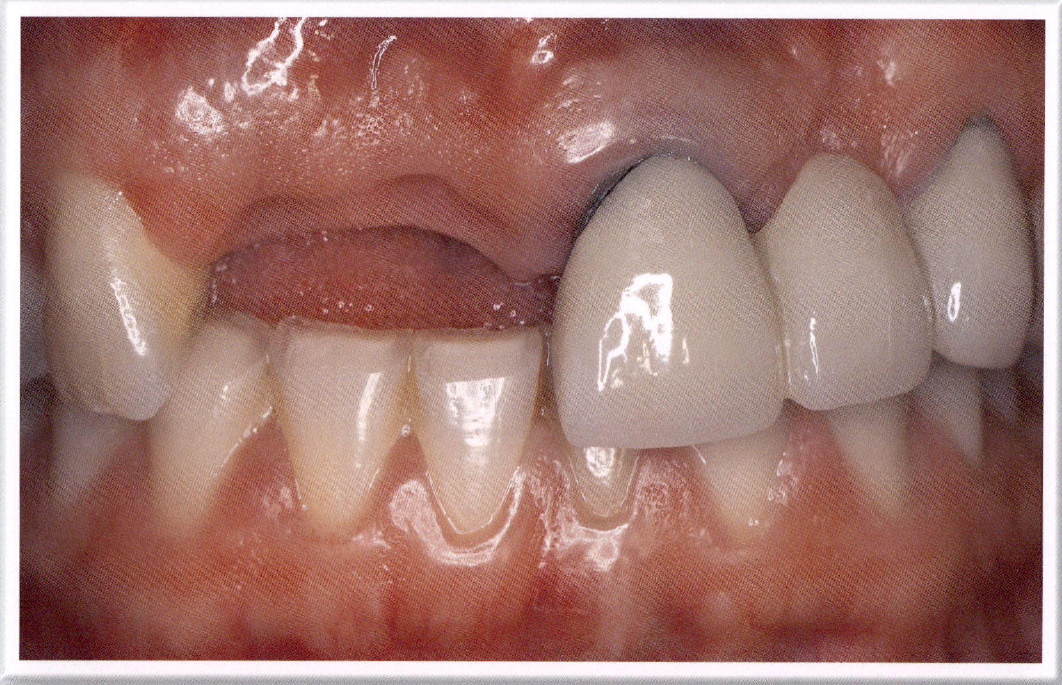

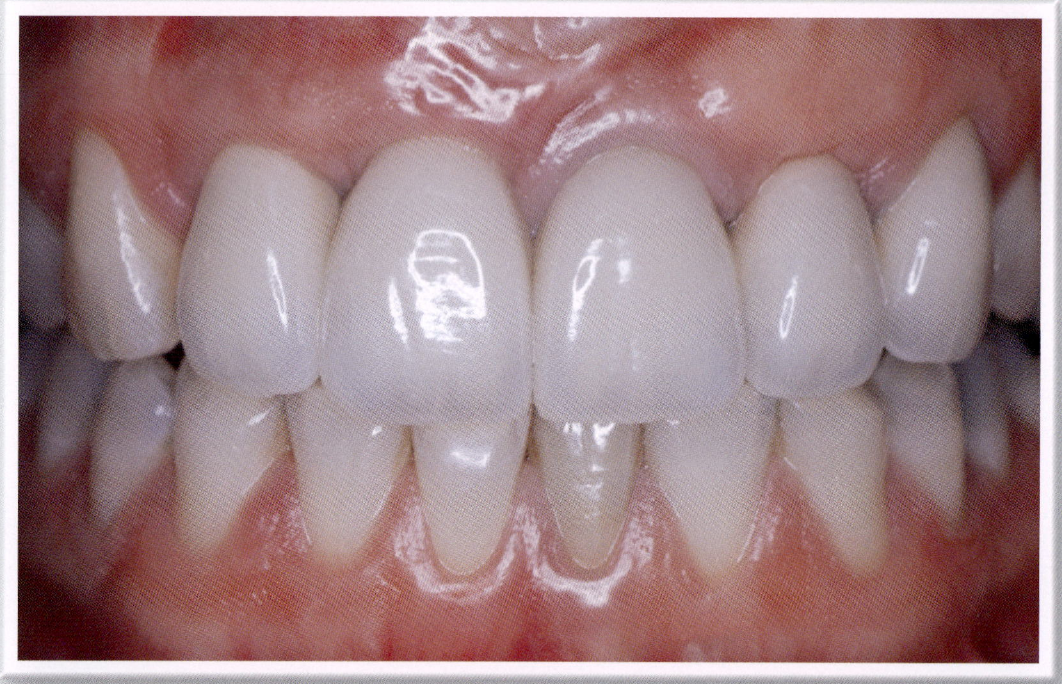

# High Shades

ハイシェードは

白く輝くシェードを要望する

ほとんどの患者に最適となる。

また、全顎にわたる

漂白処置が施された歯列にも

良好に適合する。

第 4 章

# Case H.J.

### 患者の要望
- 現在装着されている上顎の固定性補綴物を撤去し、新しいものと交換する。
- 上顎6前歯の輝度を増加させ、A1シェードにする。

### 審美的要件を達成するための手段
- 上顎右側に装着する固定性補綴物と上顎右側に装着するポーセレンラミネートベニアが同一に見えるようにする。

### シェードの選択

| 中切歯 | 側切歯 | 犬歯 |
|---|---|---|
| A1 | A1 80%<br>A2 20% | A1 60%<br>A2 40% |

### スマイルデザイン

| | | | | | |
|---|---|---|---|---|---|
| 排列 | パーフェクト | **ブレンド** | ディスクリート | ライブリー | |
| 輝度 | マキシマム | **ハイ** | ナチュラル | モデレイト | ティンテッド |
| 形態 | パーリー | **ラウンド** | バランス | デリケート | ストロング |
| インサイザル<br>エフェクト | **ナチュラル** | ソフト | | | |

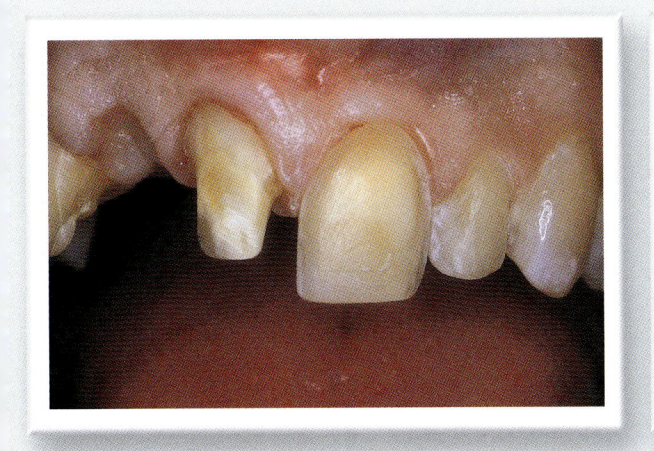

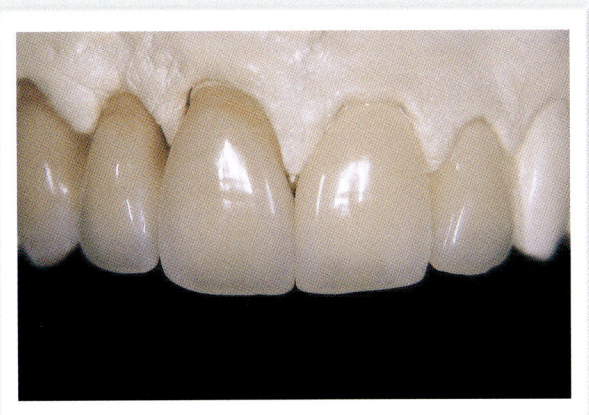

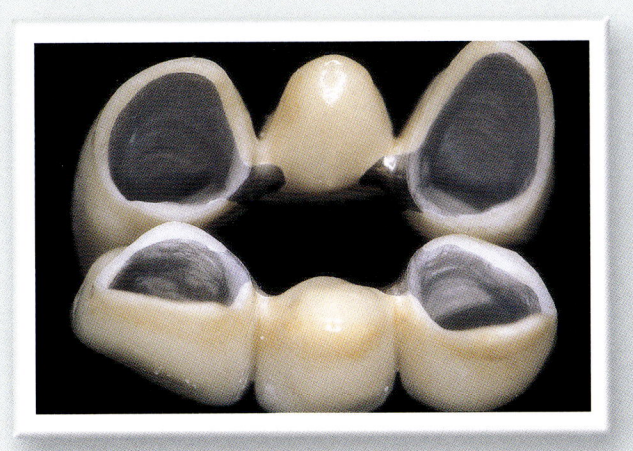

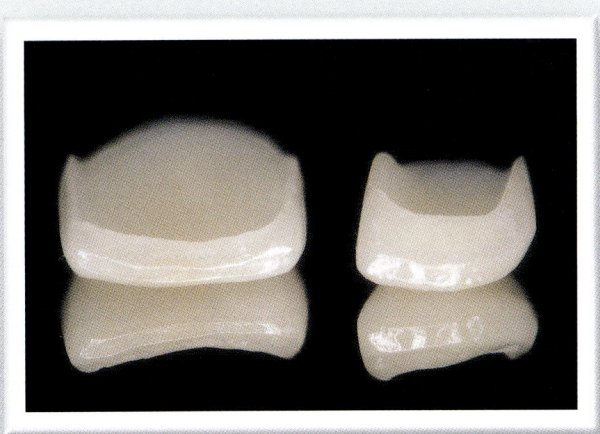

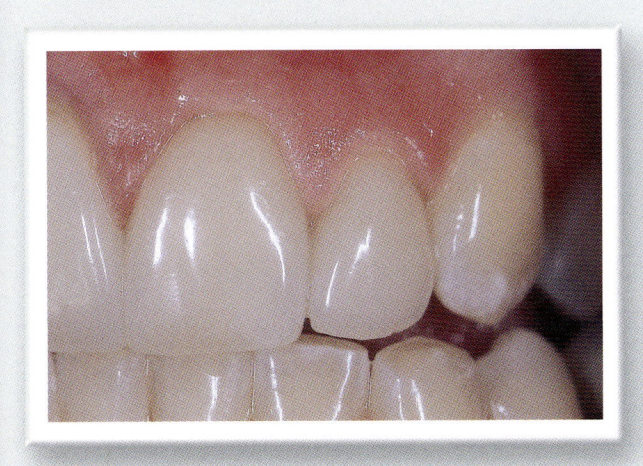

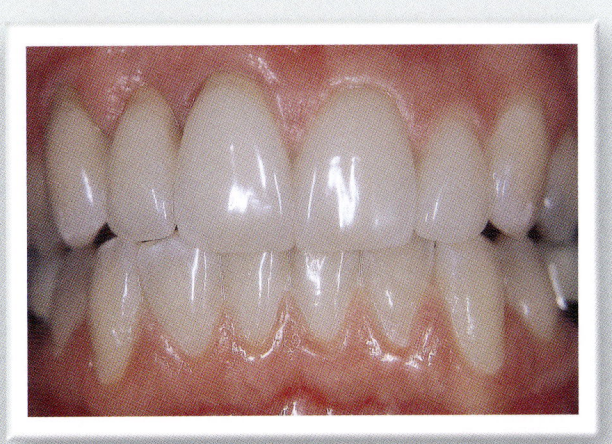

High Shades 67

# Case J.Z.

### 患者の要望
- ブラキシズムが認められるため、包括的オーラルリハビリテーションを実施し、結果的に歯牙の長径を回復する。
- 輝度を向上させ、A1シェードにする。

### 治療計画
- 垂直的咬合高径の挙上を伴なった、全顎にわたるオーラルリハビリテーションの実施。
- オクルーザルガードの装用を指示。

### シェードの選択

| 中切歯 | 側切歯/小臼歯 | 犬歯 |
|---|---|---|
| A1 | A1 70%<br>A2 30% | A2 |

### スマイルデザイン

| | | | | | |
|---|---|---|---|---|---|
| 排列 | パーフェクト | **ブレンド** | ディスクリート | ライブリー | |
| 輝度 | マキシマム | **ハイ** | ナチュラル | モデレイト | ティンテッド |
| 形態 | **パーリー** | ラウンド | バランス | デリケート | ストロング |
| インサイザル エフェクト | ナチュラル | **ソフト** | | | |

High Shades 69

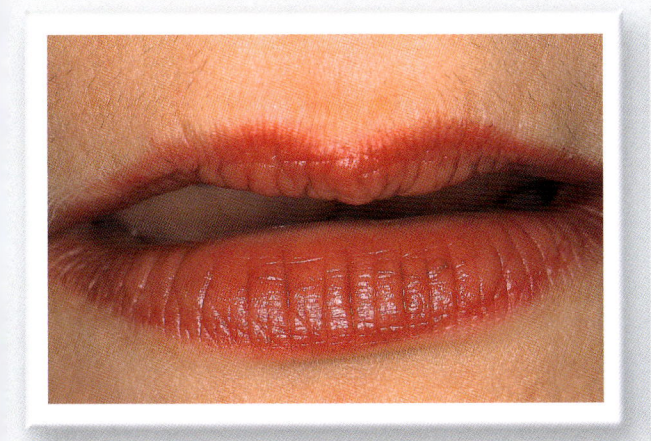

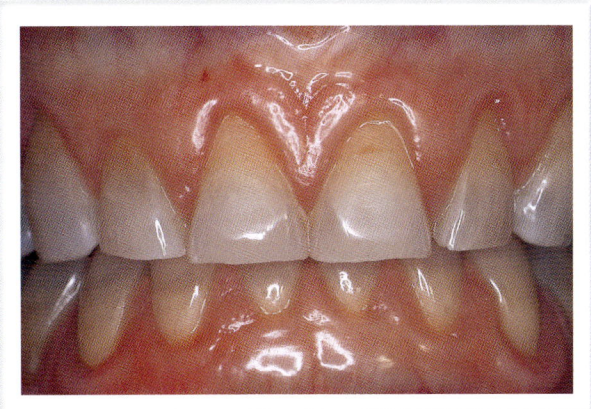

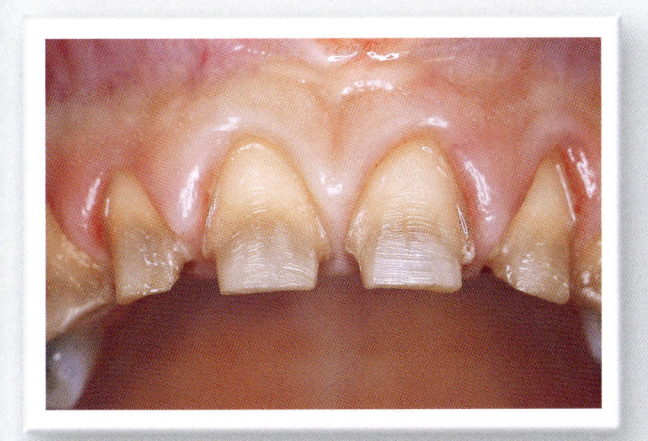

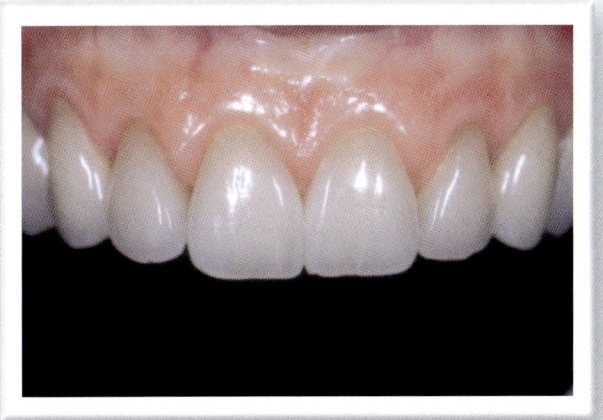

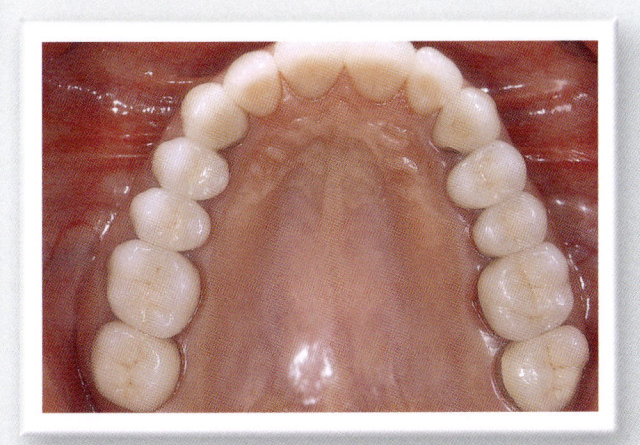

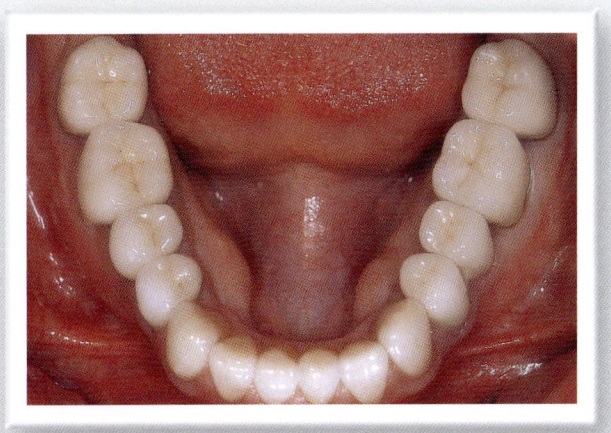

# Case A.R.

### 患者の要望
- 正中を含む、歯間離開の閉鎖。
- 輝度を向上させA1シェードにする。
- 歯冠に幅径と厚みを与える。
- 修復処置を施す歯牙の本数を最小限にする。

### 審美的要件を達成するための手段
- リップサポートの改善。
- アンテリアガイダンス（角度）の改善。
- 歯間乳頭の形態を改善。
- オクルーザルスプリントを用いて矯正治療後のメインテナンスを実施。

### シェードの選択

| 中切歯 | 側切歯/小臼歯 | 犬歯 |
|---|---|---|
| A1 | A1 90%<br>A2 10% | A1 75%<br>A2 25% |

### スマイルデザイン

| | | | | | |
|---|---|---|---|---|---|
| 排列 | **パーフェクト** | ブレンド | ディスクリート | ライブリー | |
| 輝度 | マキシマム | **ハイ** | ナチュラル | モデレイト | ティンテッド |
| 形態 | **パーリー** | ラウンド | バランス | デリケート | ストロング |
| インサイザルエフェクト | ナチュラル | **ソフト** | | | |

High Shades 71

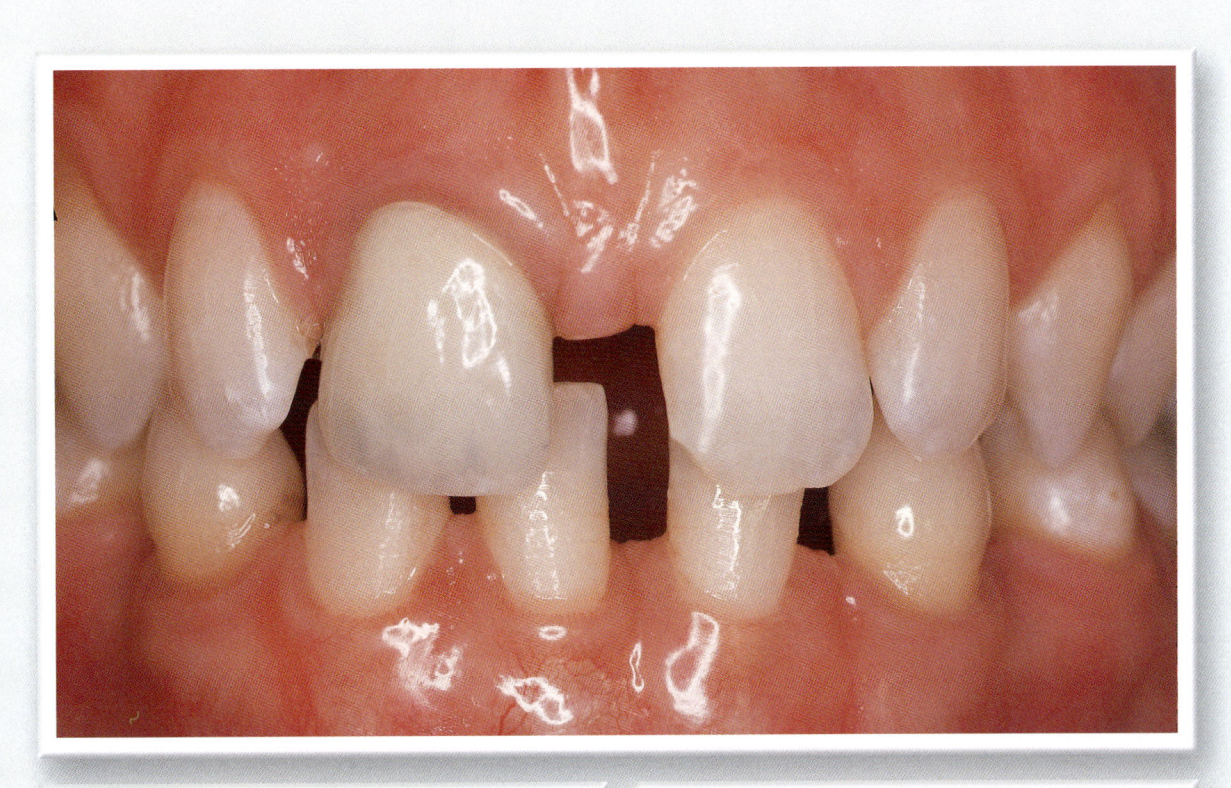

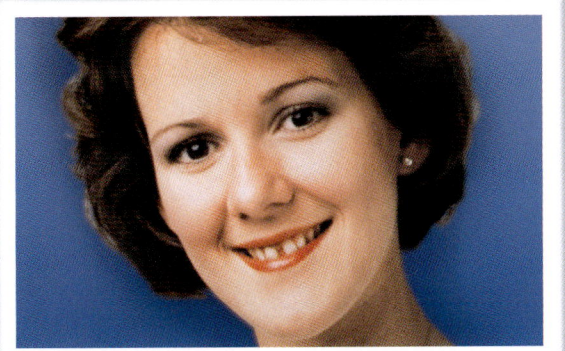

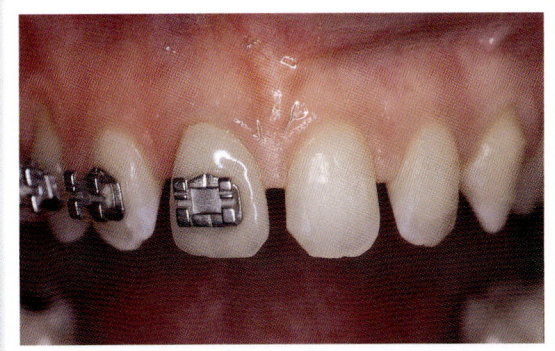

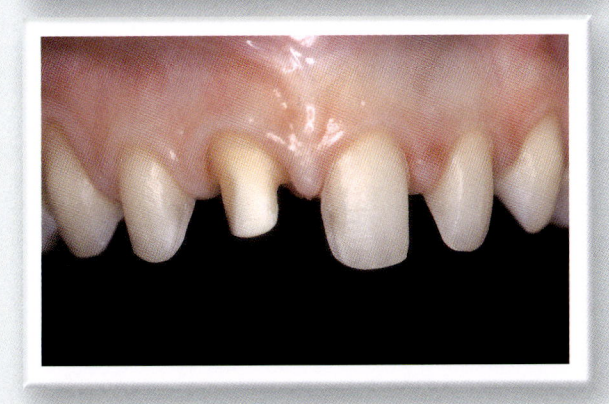

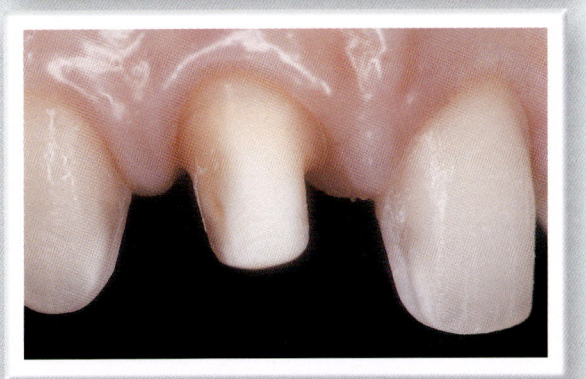

| ボディーおよびエナメルステイン（ノリタケ Cerabien ポーセレン） | 内部ステイン |
|---|---|
| AIB／E2 | 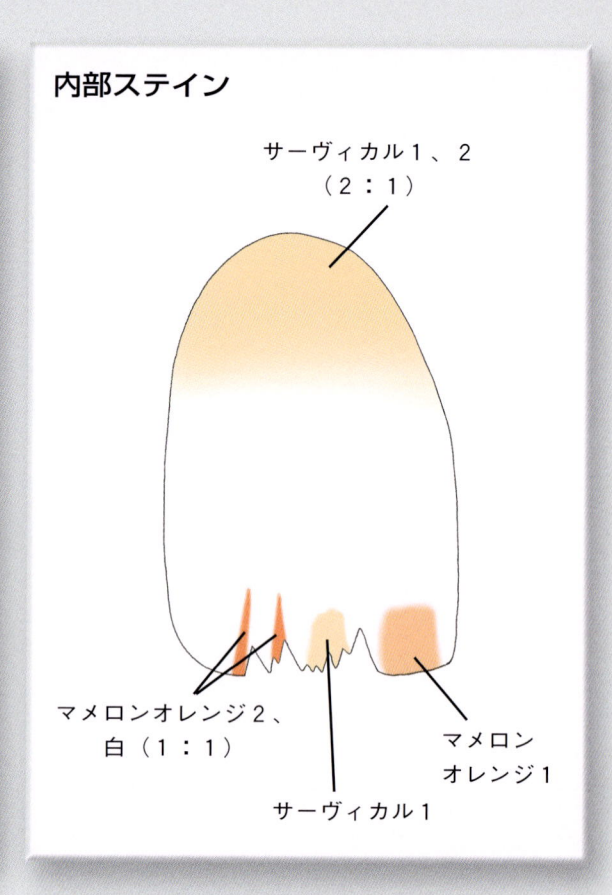 サーヴィカル1、2（2：1）／マメロンオレンジ2、白（1：1）／サーヴィカル1／マメロンオレンジ1 |

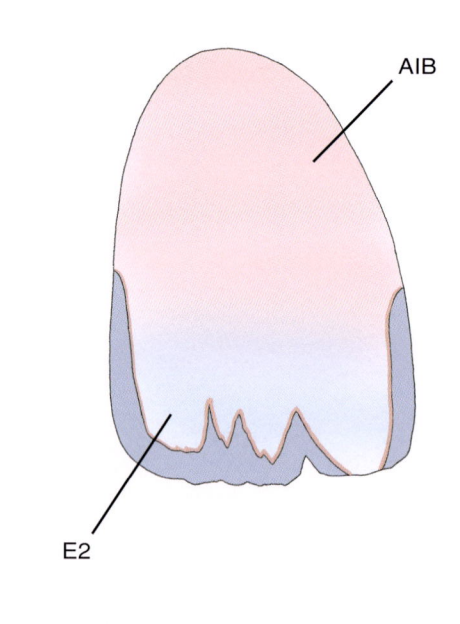

| ラスターポーセレンシェード | 層状に築盛したポーセレン（断面図） |
|---|---|
| 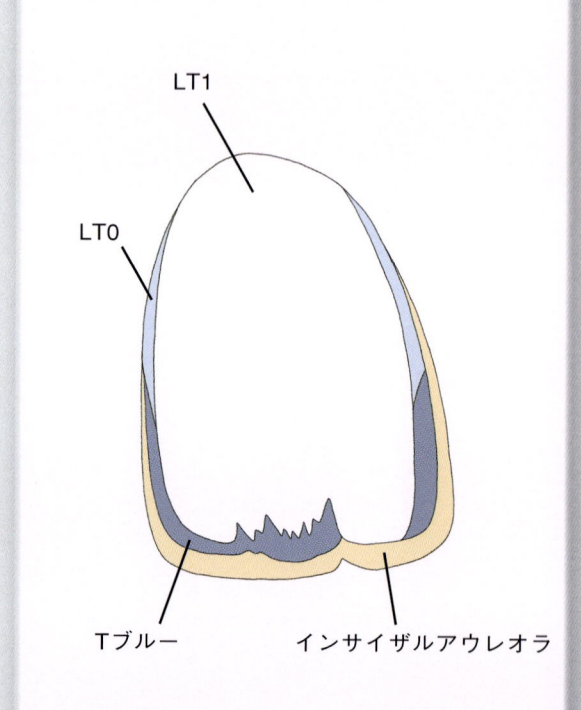 LT1／LT0／Tブルー／インサイザルアウレオラ | 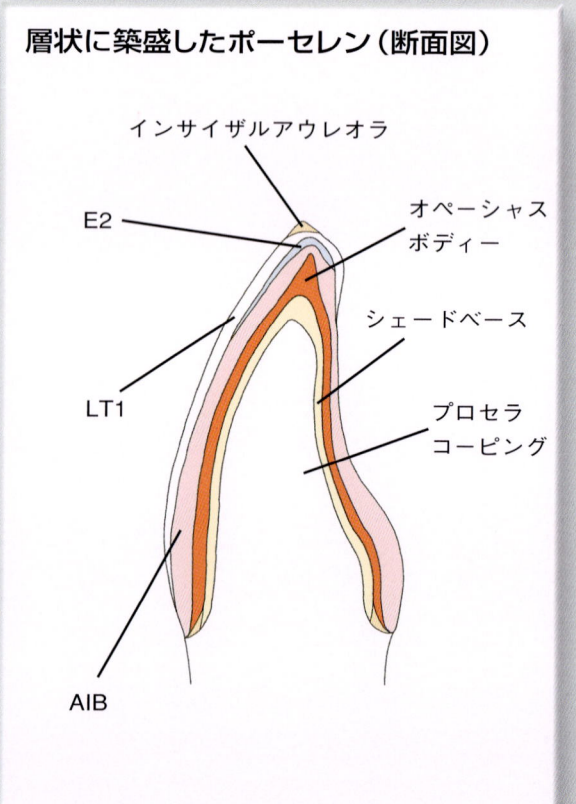 インサイザルアウレオラ／オペーシャスボディー／E2／シェードベース／LT1／プロセラコーピング／AIB |

72　Smile Design

High Shades    73

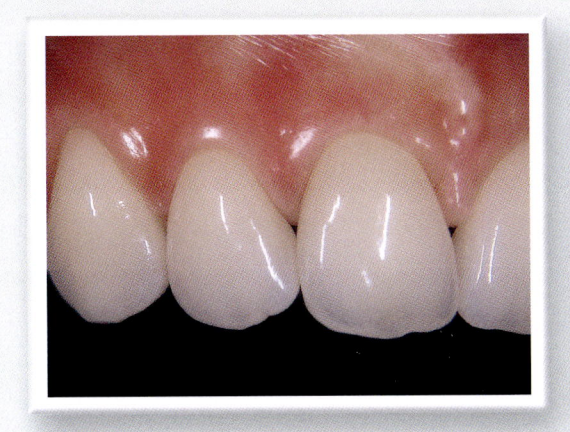

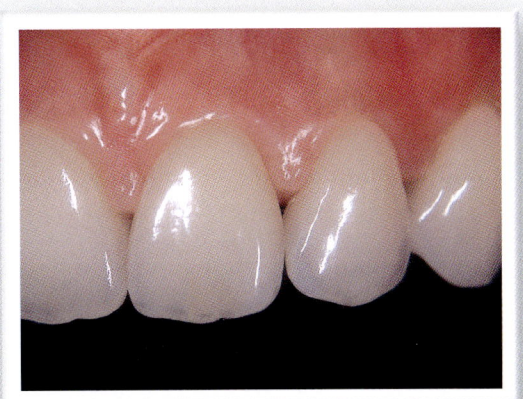

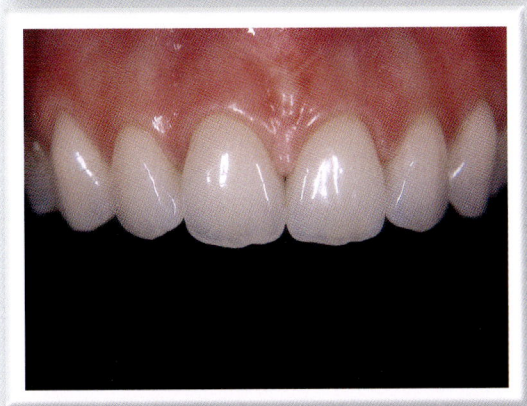

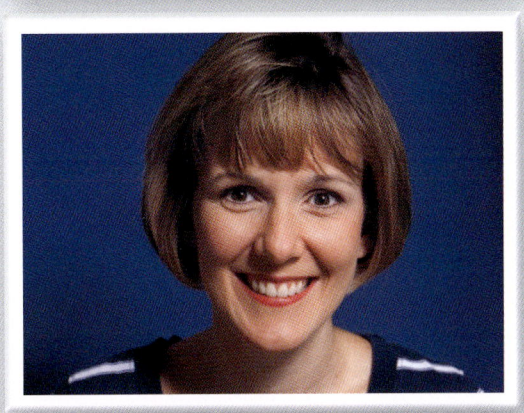

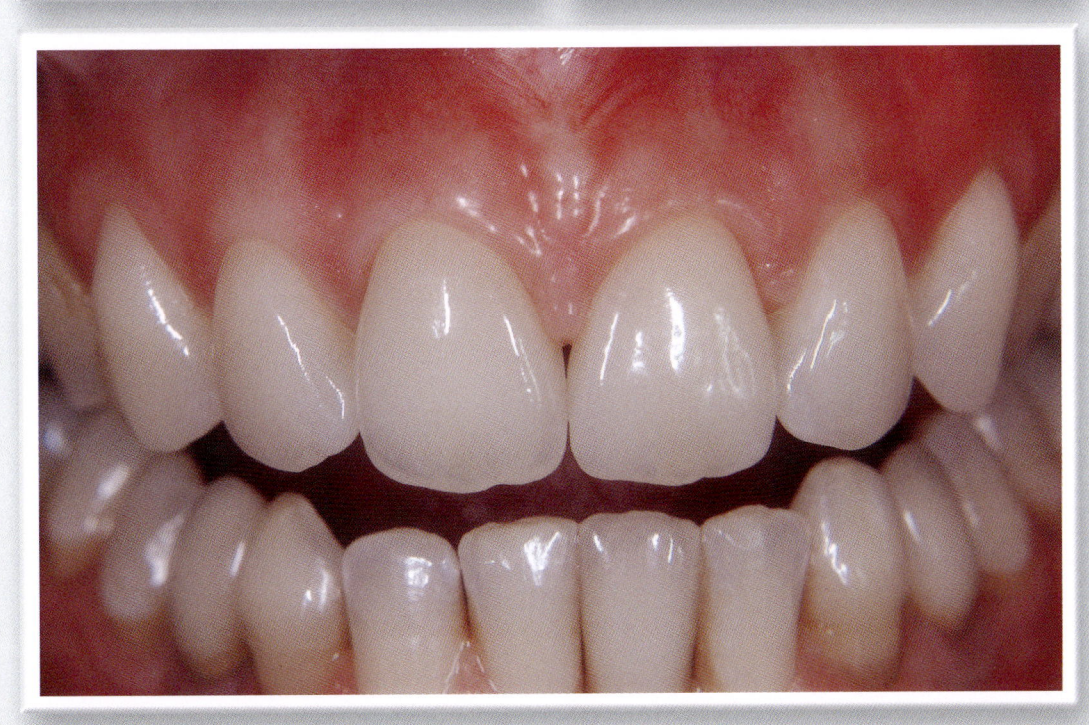

# Case A.B.

### 患者の要望
- 上顎前歯部の長径を延長し、歯冠に厚みを与える。
- 修復処置を上顎前歯部のみに限定する。
- 輝度を向上させA1シェードにする。

### 審美的要件を達成するための手段
- 適切な水平被蓋を設定することで、アンテリアガイダンスを改善する。
- オクルーザルガードを使用して、修復物を保護する。

### シェードの選択

| 中切歯 | 側切歯 | 犬歯 |
|---|---|---|
| A1 | A1 | A1 75%<br>A2 25% |

### スマイルデザイン

| | | | | | |
|---|---|---|---|---|---|
| 排列 | パーフェクト | ブレンド | ディスクリート | ライブリー | |
| 輝度 | マキシマム | ハイ | ナチュラル | モデレイト | ティンテッド |
| 形態 | パーリー | ラウンド | バランス | デリケート | ストロング |
| インサイザル<br>エフェクト | ナチュラル | ソフト | | | |

74　Smile Design

High Shades 75

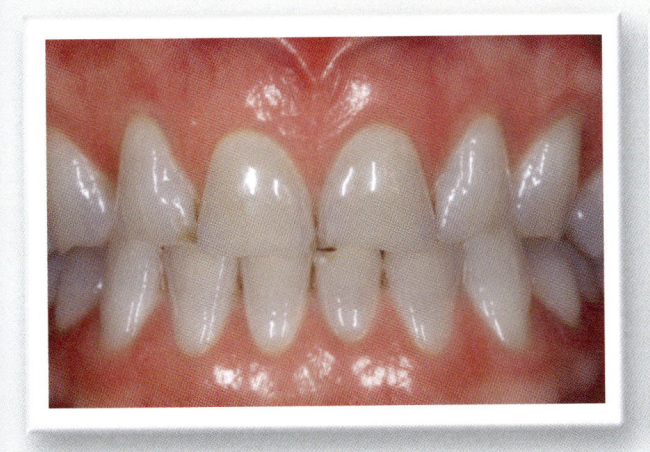

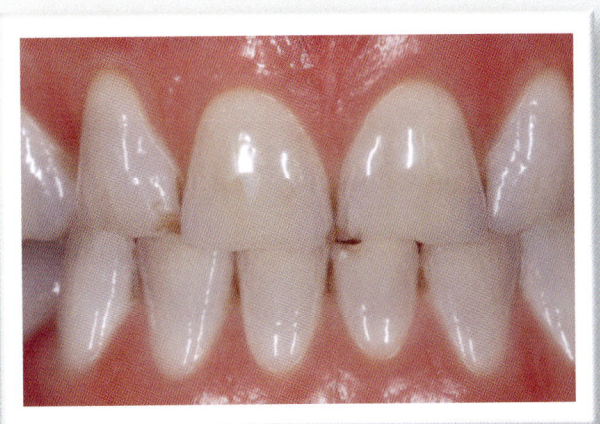

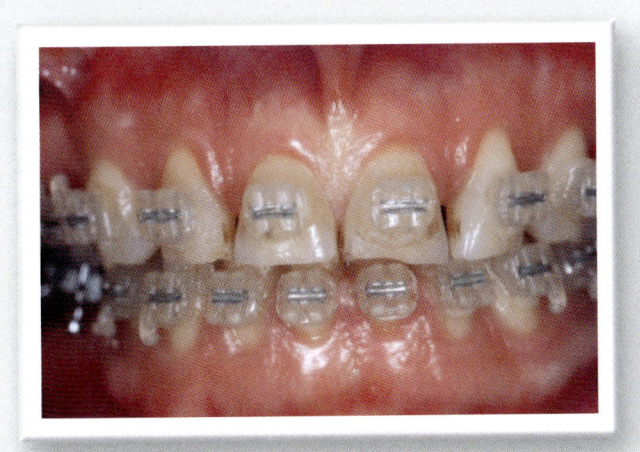

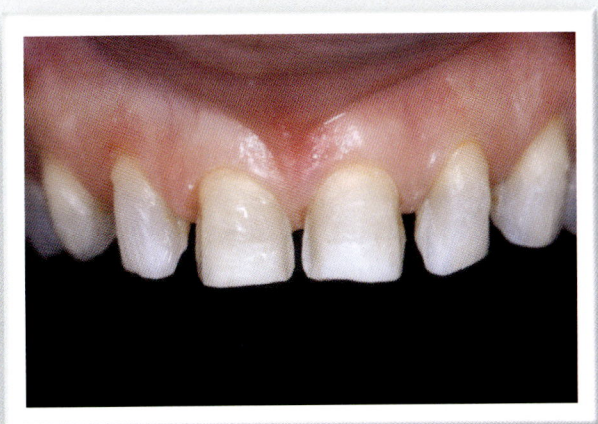

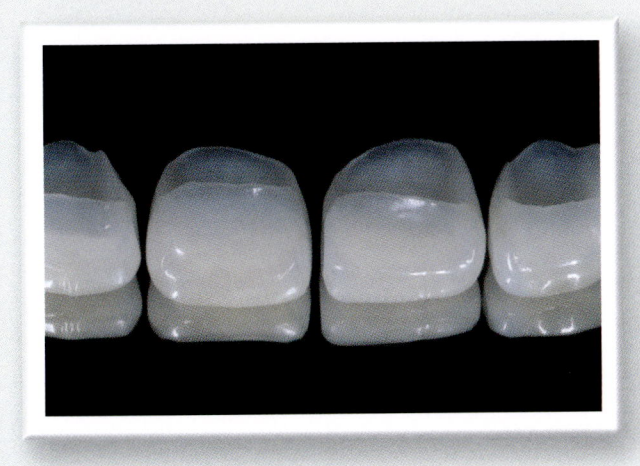

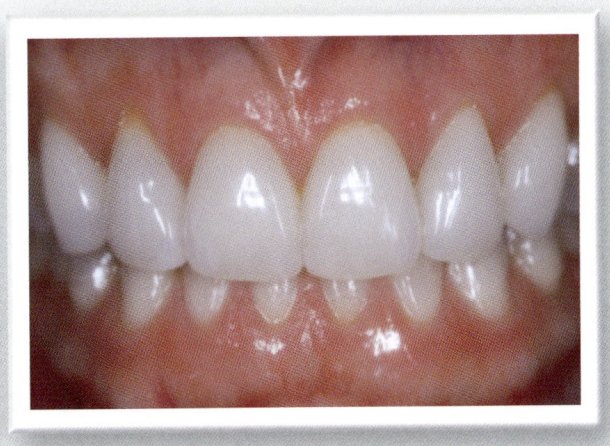

# Case G.R.

## 患者の要望
- 上顎の欠損歯槽堤にインプラント補綴を適用する。
- 既存の固定性補綴物を撤去し、新しいものと交換する。
- 輝度を向上させてA1シェードにする。

## 審美的要件を達成するための手段
- 上顎欠損部に歯槽堤増大術を適用する。
- 両側側切歯が細長く見えるように歯冠形態を変更する。
- 補綴歯の歯頸線と天然歯の歯頸線とが相互に調和するようにする。

## シェードの選択

| 中切歯 | 側切歯 | 犬歯 |
|---|---|---|
| A1 | A1 80%<br>A1 20% | A1 60%<br>A2 40% |

## スマイルデザイン

| | | | | | |
|---|---|---|---|---|---|
| 排列 | パーフェクト | **ブレンド** | ディスクリート | ライブリー | |
| 輝度 | マキシマム | **ハイ** | ナチュラル | モデレイト | ティンテッド |
| 形態 | パーリー | ラウンド | **バランス** | デリケート | ストロング |
| インサイザル<br>エフェクト | **ナチュラル** | ソフト | | | |

76　Smile Design

High Shades 77

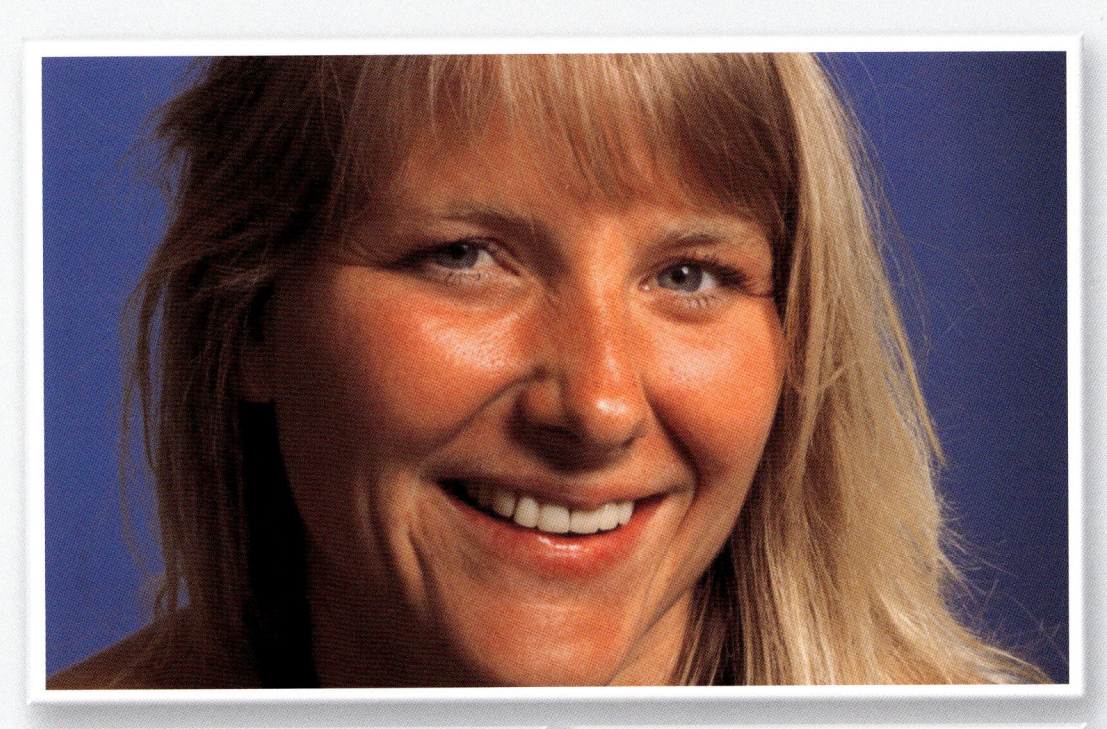

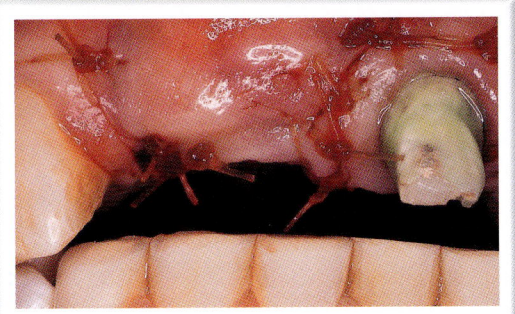

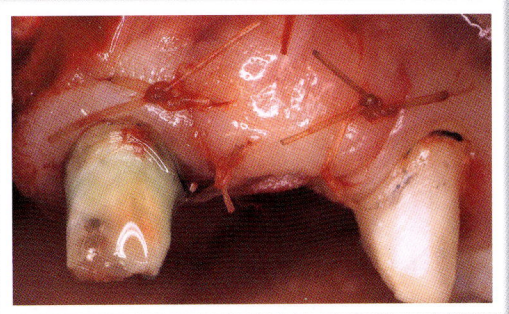

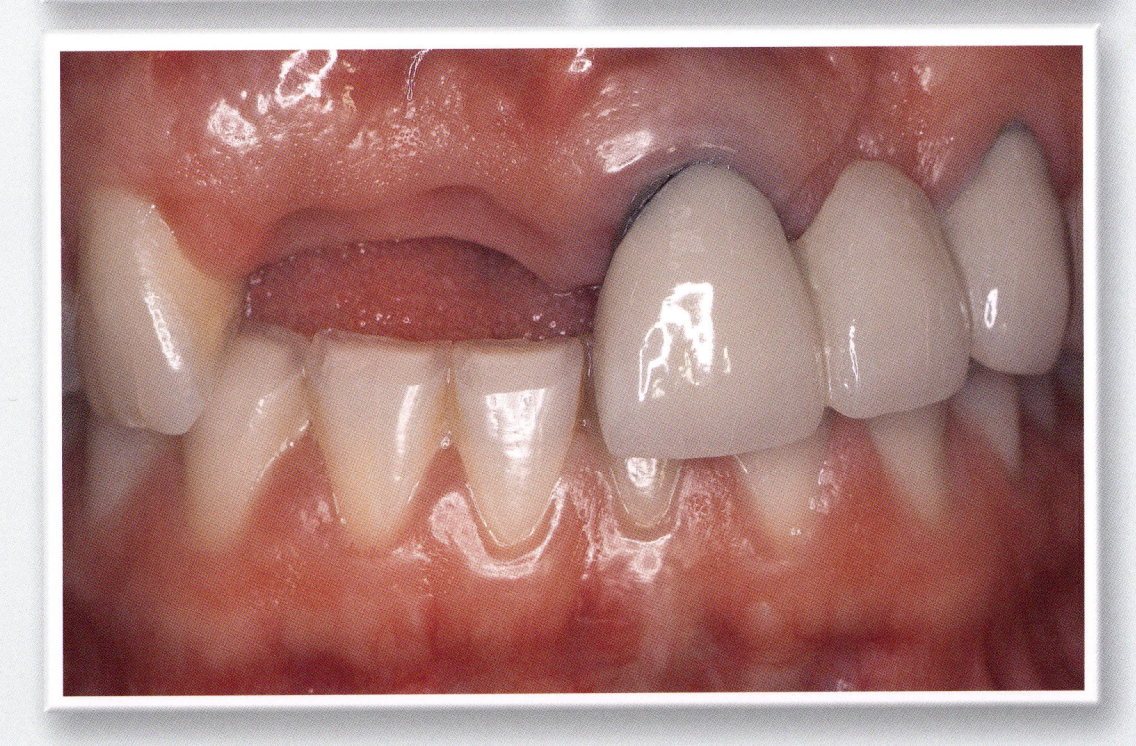

78  Smile Design

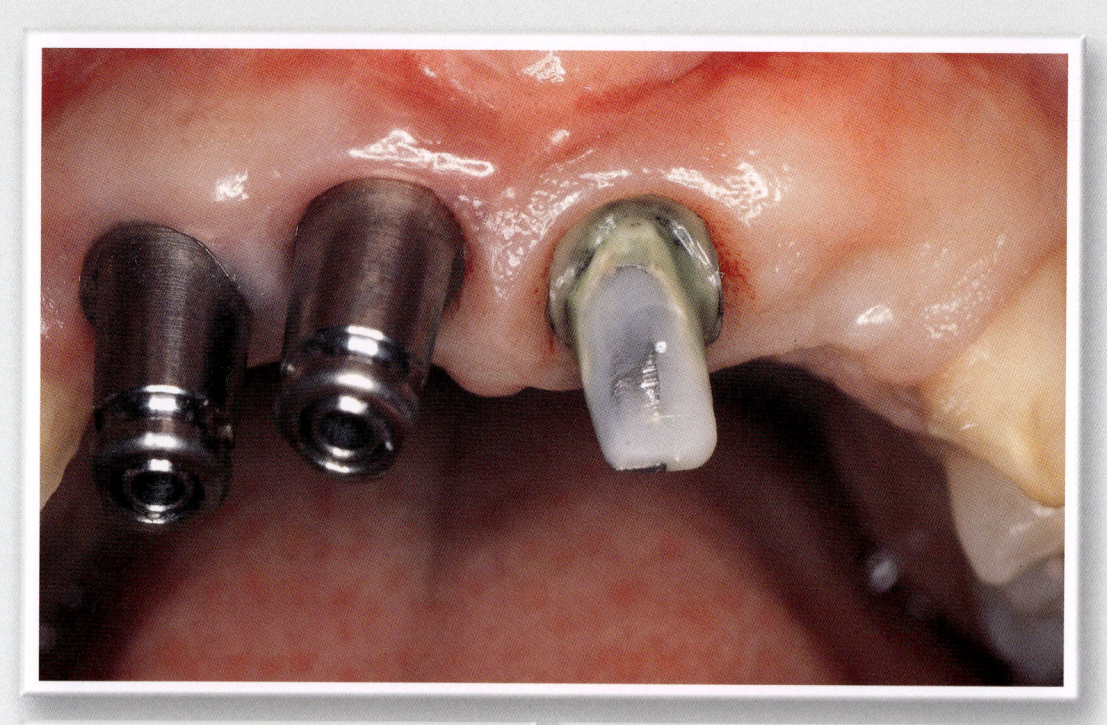

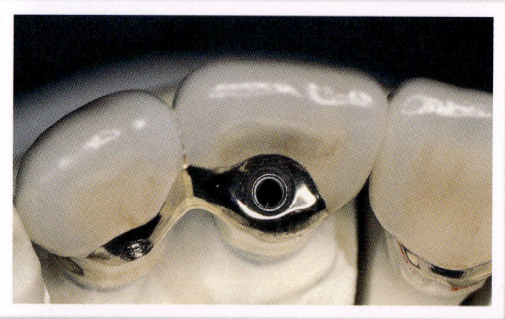

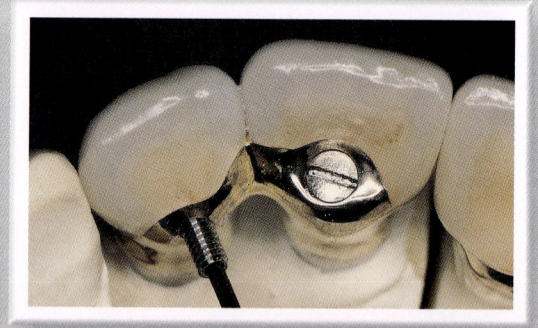

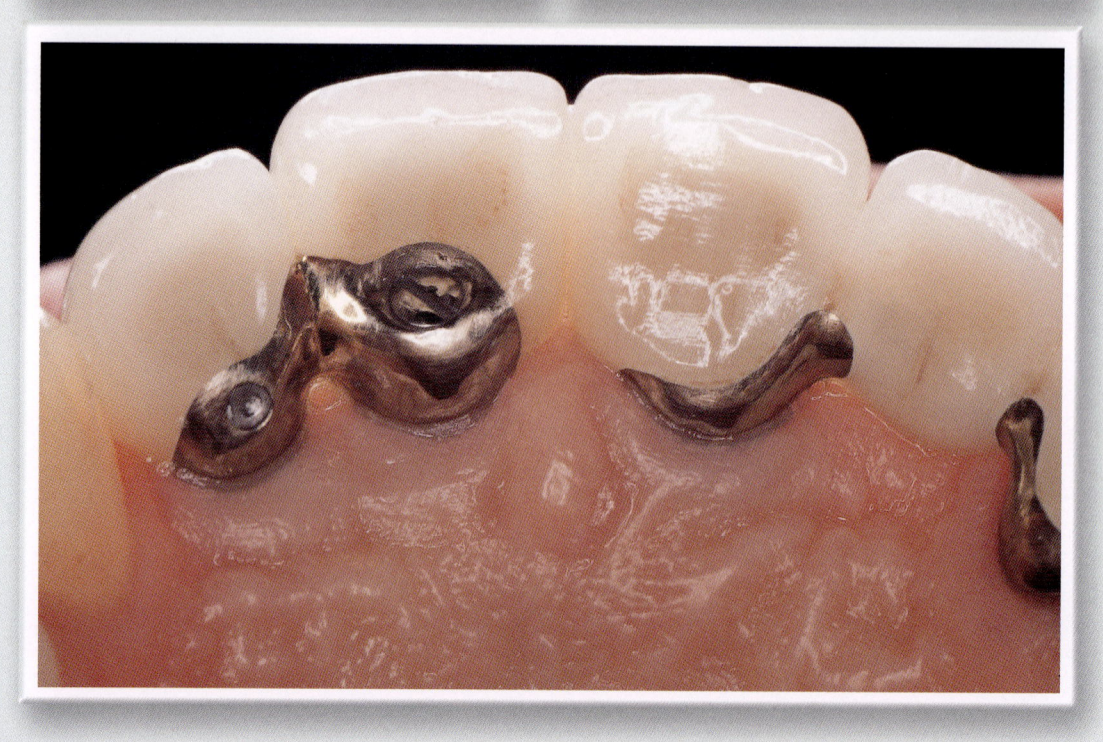

High Shades 79

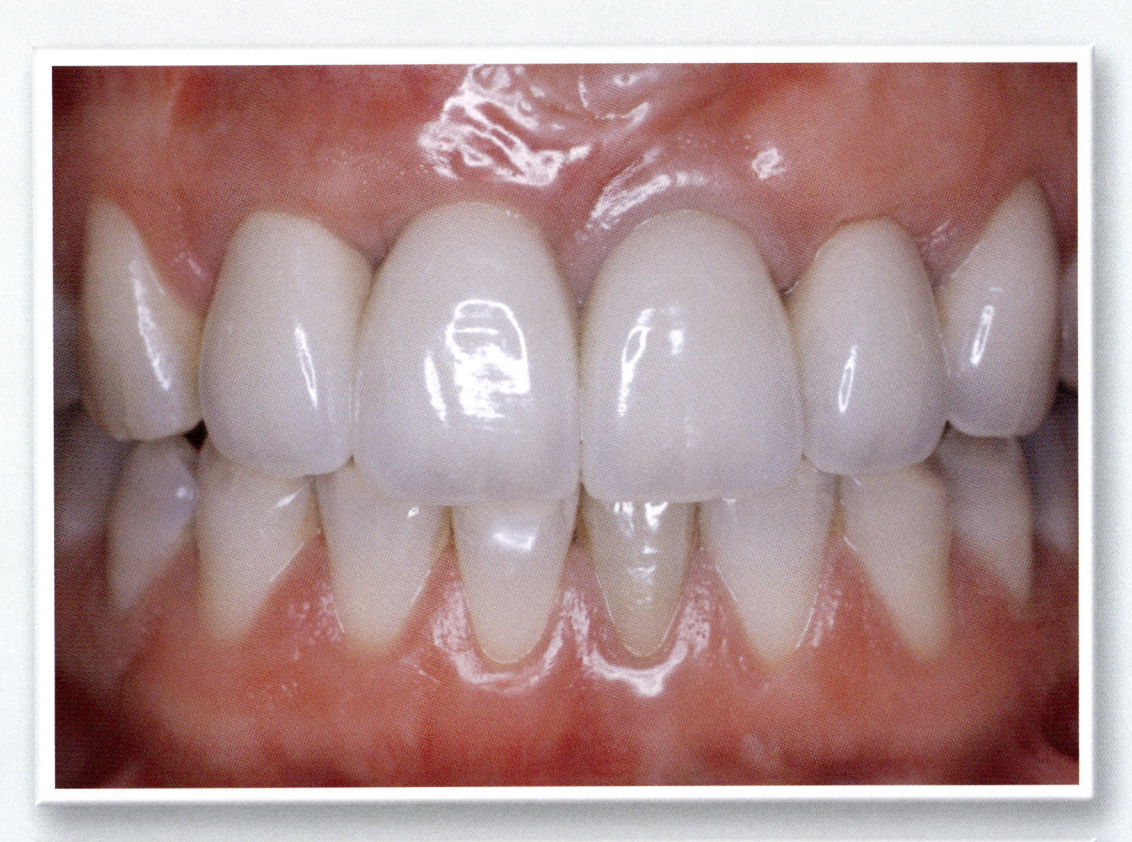

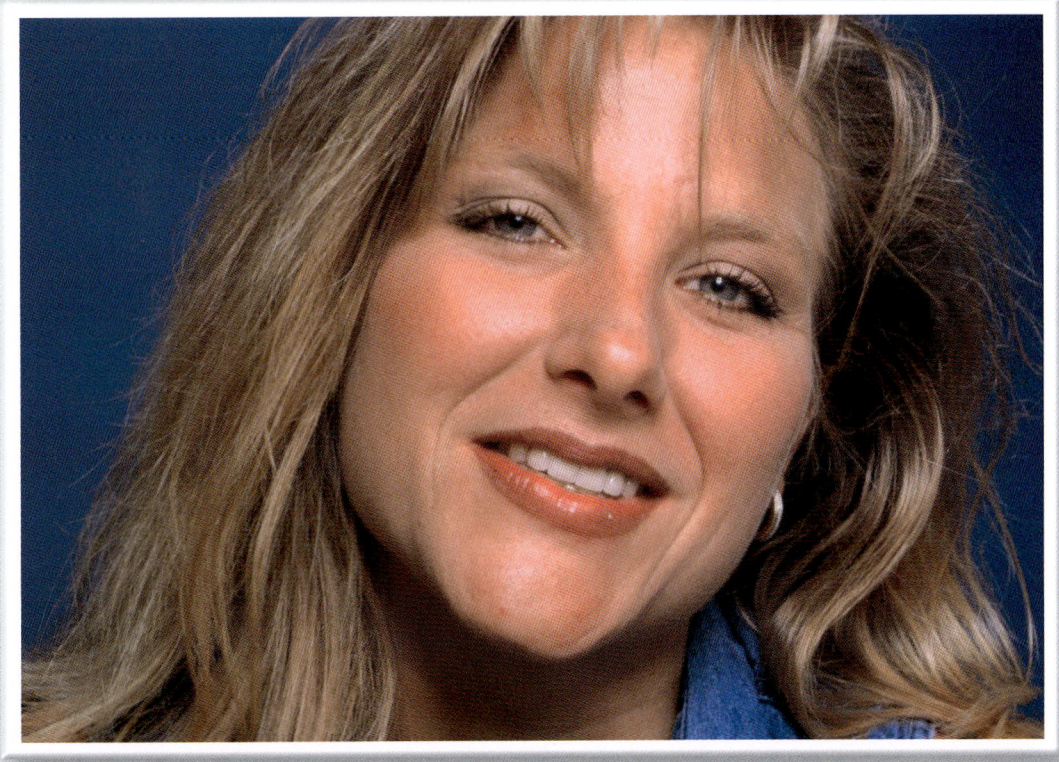

# Case J.S.

## 患者の要望
- 輝度を向上させA1シェードにする。
- 上顎前歯部に認められる変色したコンポジットレジン修復物を撤去し、修復し直す。

## 審美的要件を達成するための手段
- 上顎両側中切歯の左右対称性を改善。
- 上顎両側中切歯における歯冠の幅径と長径とのバランスを最適化する。

## シェードの選択

| 中切歯 | 側切歯 |
|---|---|
| A1 | A1 80% |
|    | A2 20% |

## スマイルデザイン

| 排列 | パーフェクト | ブレンド | ディスクリート | ライブリー | |
|---|---|---|---|---|---|
| 輝度 | マキシマム | ハイ | ナチュラル | モデレイト | ティンテッド |
| 形態 | パーリー | ラウンド | バランス | デリケート | ストロング |
| インサイザルエフェクト | ナチュラル | ソフト | | | |

High Shades 81

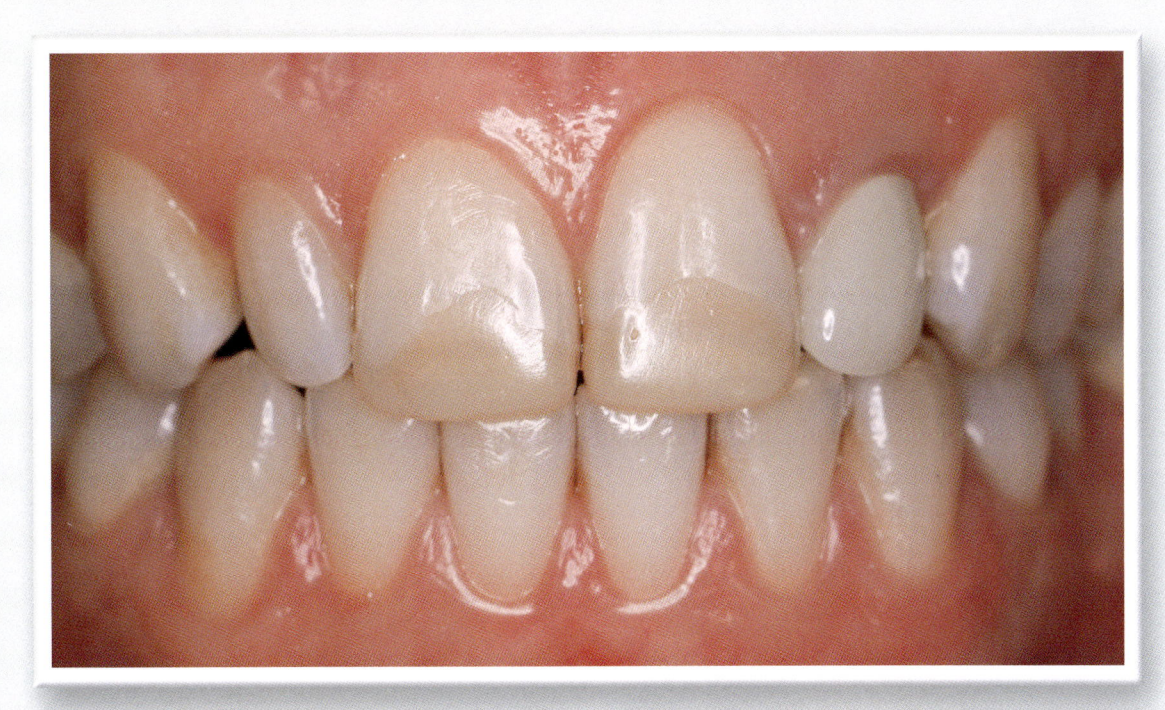

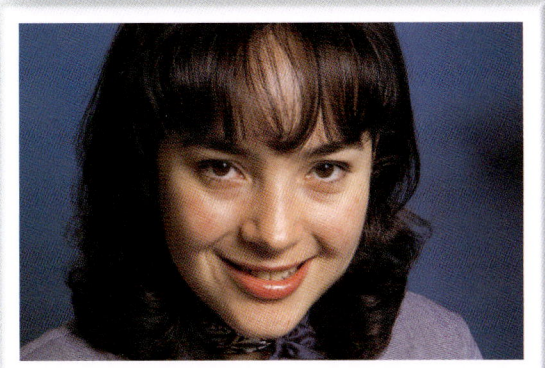

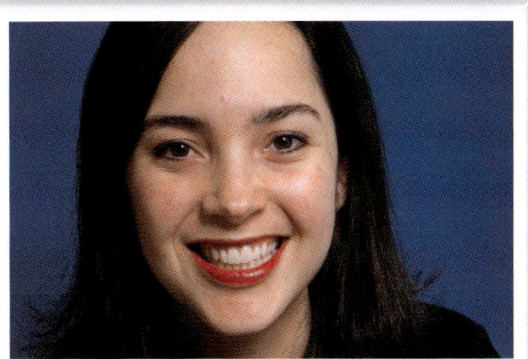

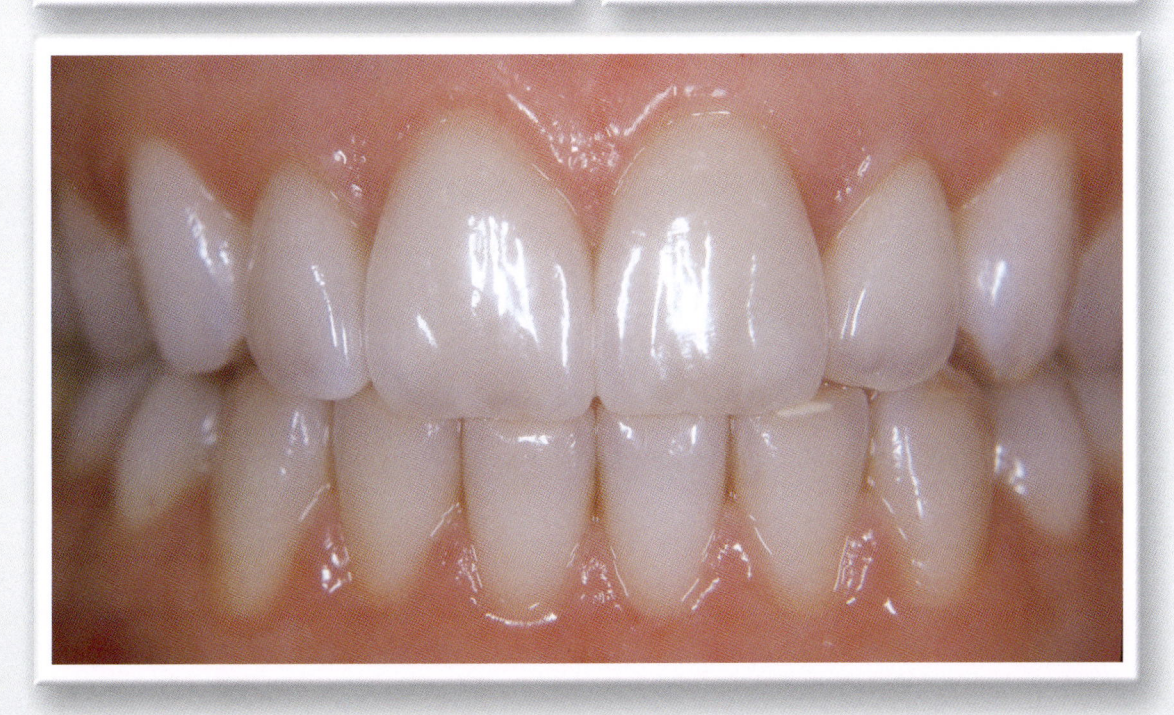

# Case J.L.

### 患者の要望
- 漂白処置を実施した後、輝度を向上させA1シェードにする。
- 上顎両側中切歯の歯冠長径を延長する。

### 審美的要件を達成するための手段
- 両側中切歯の幅径を増加させることなく正中離開を閉鎖する。

### シェードの選択

| 中切歯 | 側切歯 |
|---|---|
| A1 | A1 80% |
|  | A2 20% |

### スマイルデザイン

| 排列 | パーフェクト | ブレンド | ディスクリート | ライブリー |
|---|---|---|---|---|

| 輝度 | マキシマム | ハイ | ナチュラル | モデレイト | ティンテッド |
|---|---|---|---|---|---|

| 形態 | パーリー | ラウンド | バランス | デリケート | ストロング |
|---|---|---|---|---|---|

| インサイザル エフェクト | ナチュラル | ソフト |
|---|---|---|

選択：ブレンド、ハイ、バランス、ソフト

High Shades 83

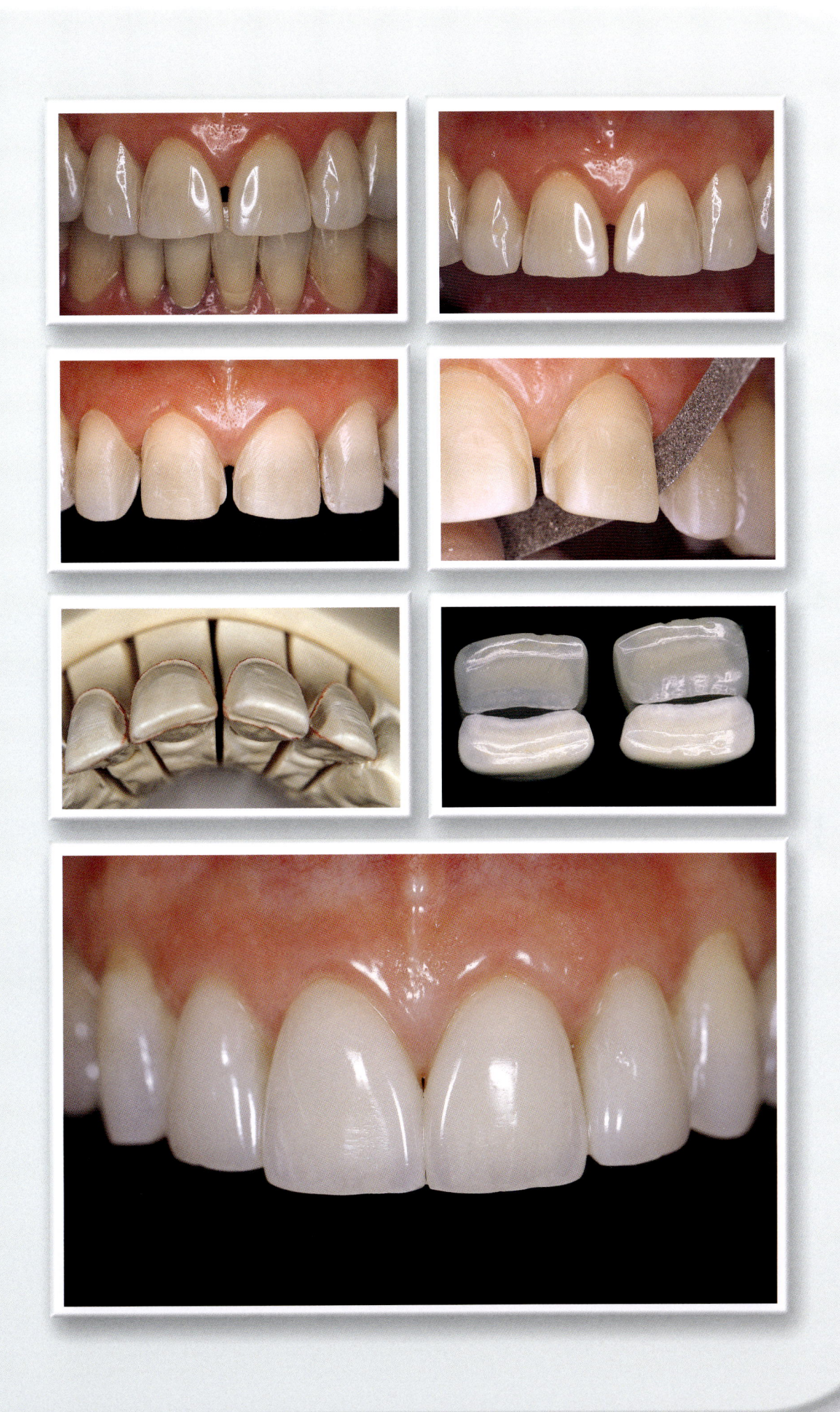

# Case L.M.

### 患者の要望
- 上顎両側中切歯をポーセレンラミネートベニアで修復する。
- 漂白処置を実施して輝度を向上させる。

### 審美的および機能的要件を達成するための手段
- 上顎両側中切歯の歯冠長径を延長させることにより、下口唇に沿う凸状を呈するスマイルラインを創出する。
- アンテリアガイダンスの改善。

### シェードの選択

| サーヴィカル | ボディー | インサイザル |
|---|---|---|
| IMI 80% | IMI 90% | IMI |
| A1 20% | A1 10% | |

### スマイルデザイン

| | | | | |
|---|---|---|---|---|
| 排列 | パーフェクト | **ブレンド** | ディスクリート | ライブリー |
| 輝度 | マキシマム | **ハイ** | ナチュラル | モデレイト | ティンテッド |
| 形態 | パーリー | ラウンド | バランス | **デリケート** | ストロング |
| インサイザルエフェクト | **ナチュラル** | ソフト | | |

High Shades 85

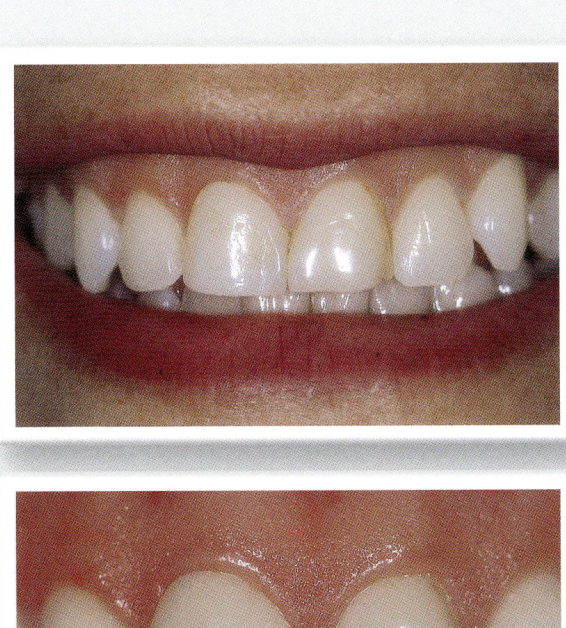

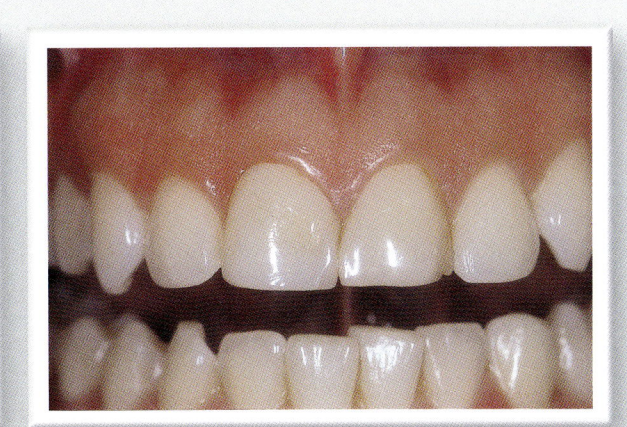

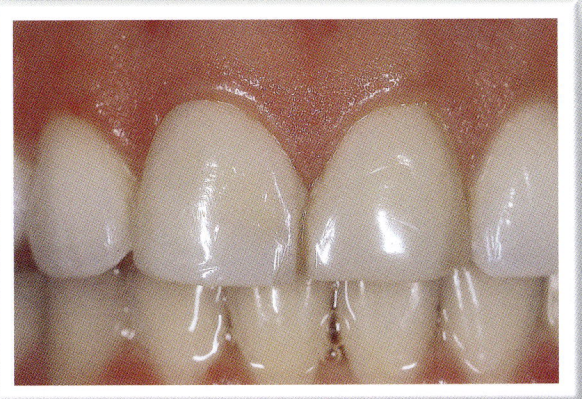

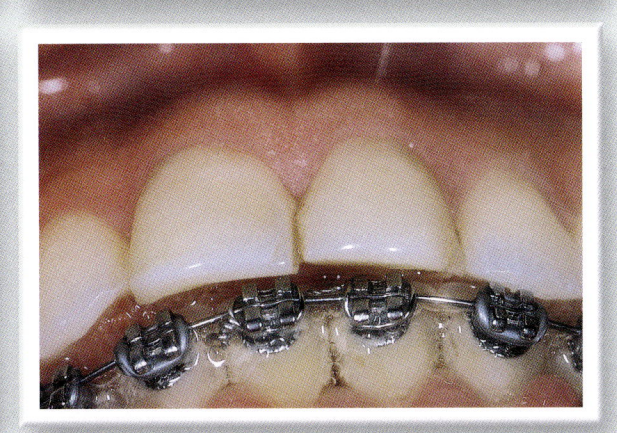

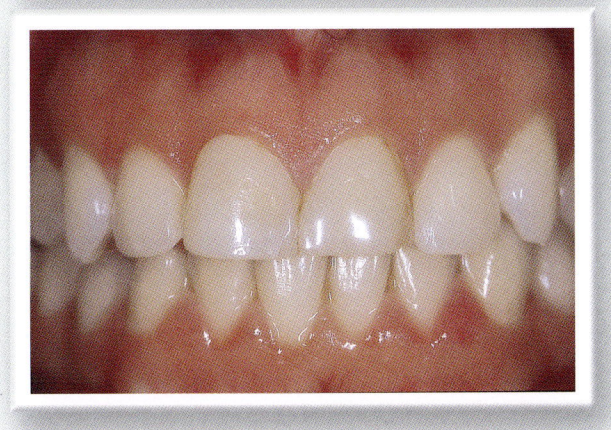

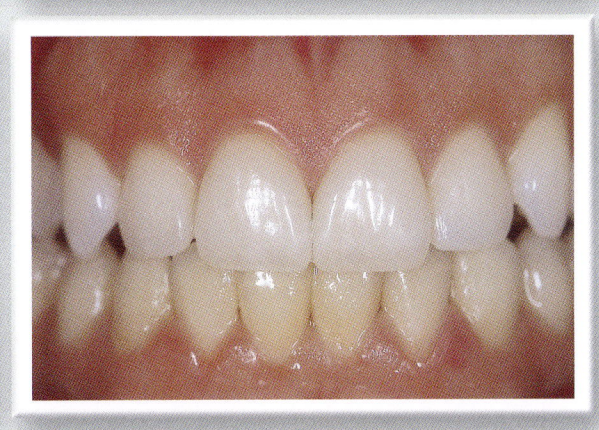

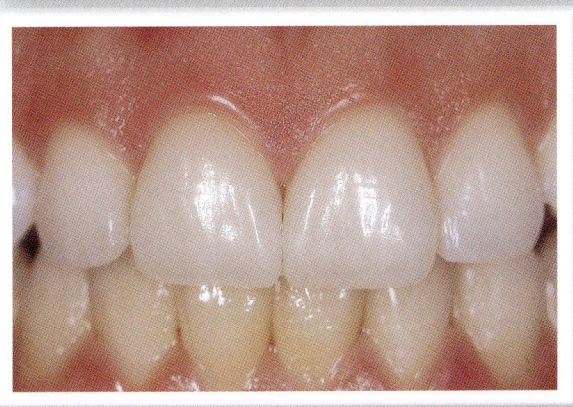

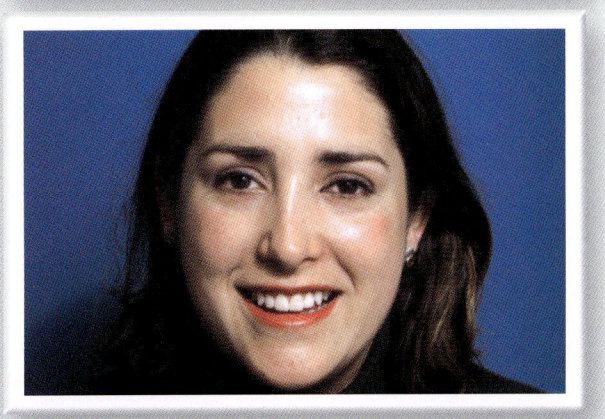

# Case S.M.

### 患者の要望
- 正中離開の閉鎖。
- 漂白処置により輝度を向上させる。

### 審美的要件を達成するための手段
- 両側中切歯間の歯間乳頭の形態を改善する。
- ポーセレンラミネートベニアを装着して、下口唇と沿う凸状を呈するスマイルラインを創出する。

### シェードの選択

| サーヴィカル | ボディー | インサイザル |
|---|---|---|
| A1 80% | A1 80% | A1 80% |
| A2 20% | A2 20% | A2 20% |

### スマイルデザイン

| | | | | | |
|---|---|---|---|---|---|
| 排列 | **パーフェクト** | ブレンド | ディスクリート | ライブリー | |
| 輝度 | マキシマム | **ハイ** | ナチュラル | モデレイト | ティンテッド |
| 形態 | パーリー | ラウンド | **バランス** | デリケート | ストロング |
| インサイザルエフェクト | **ナチュラル** | ソフト | | | |

High Shades  87

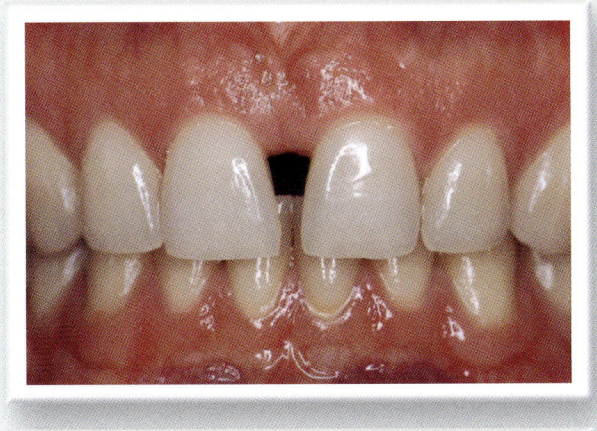

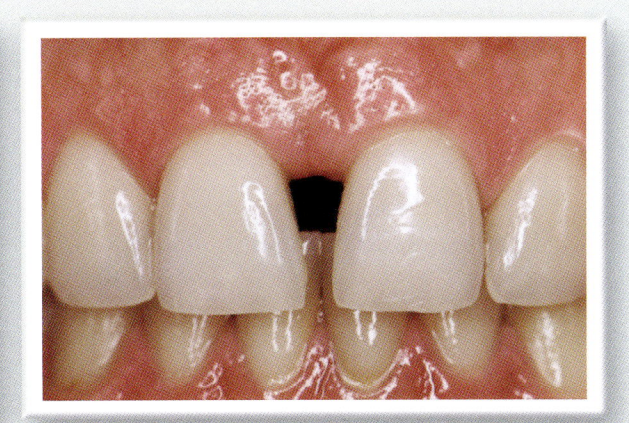

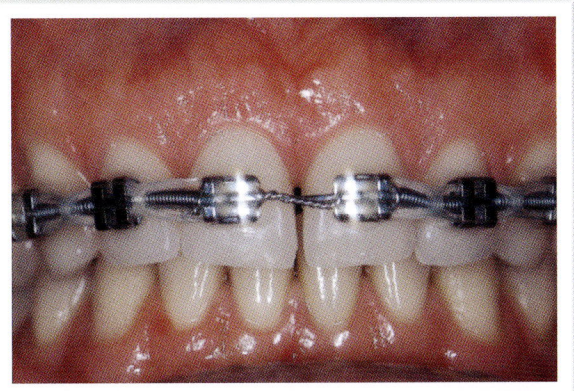

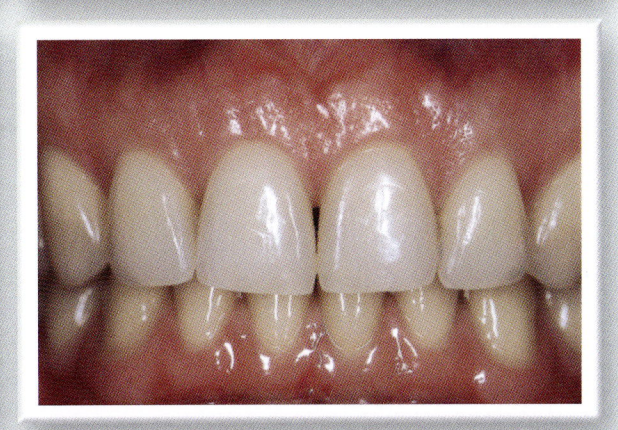

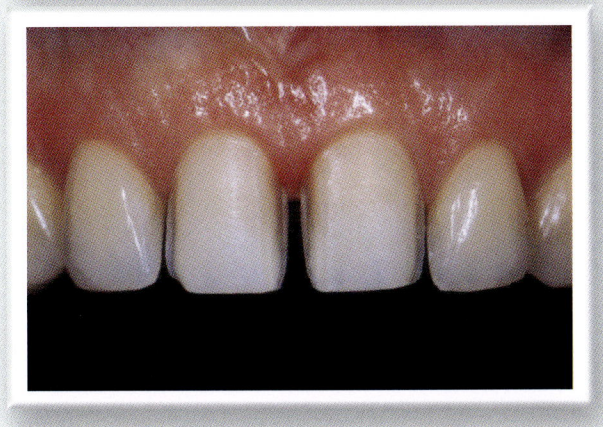

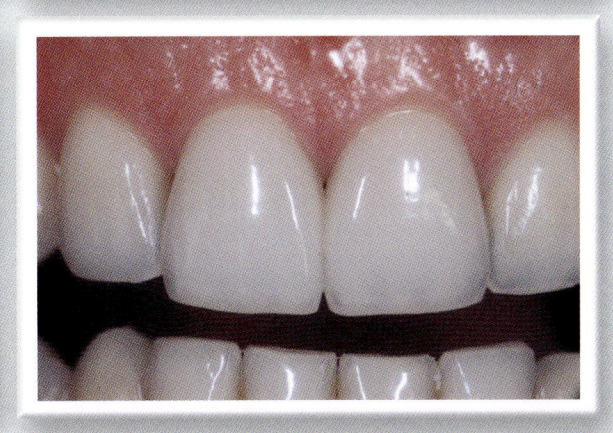

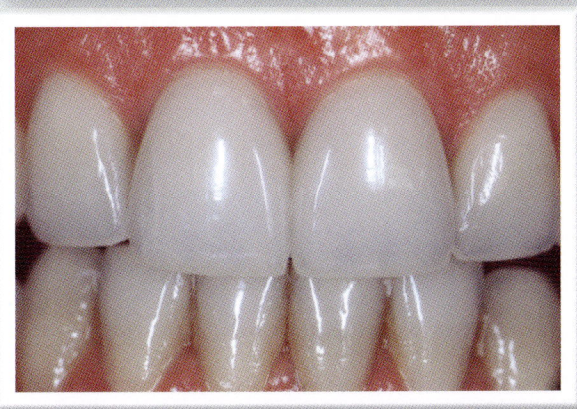

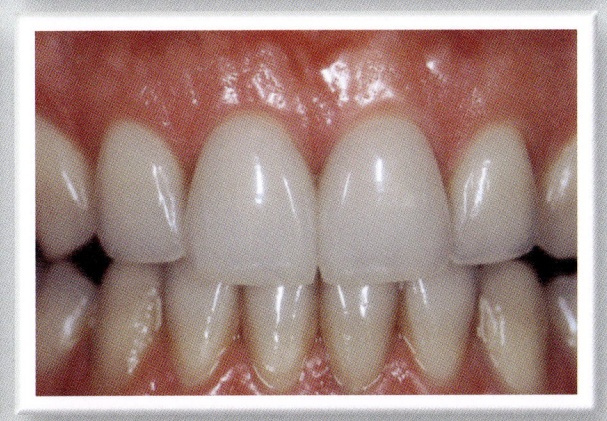

## Case A.G.

### 患者の要望
- 上顎両側中切歯をポーセレンラミネートベニアで修復する。
- 漂白処置で輝度を向上させる。
- 歯冠長をやや延長する。

### 審美的要件を達成するための手段
- 自然感のある左右対称を呈する歯肉形態を創出する。
- 歯牙の形態と表面性状を最適化する。

### シェードの選択

| サーヴィカル | ボディー | インサイザル |
|---|---|---|
| A1 | A1 | A1 |

### スマイルデザイン

| | | | | | |
|---|---|---|---|---|---|
| 排列 | **パーフェクト** | ブレンド | ディスクリート | ライブリー | |
| 輝度 | マキシマム | **ハイ** | ナチュラル | モデレイト | ティンテッド |
| 形態 | パーリー | ラウンド | **バランス** | デリケート | ストロング |
| インサイザルエフェクト | ナチュラル | **ソフト** | | | |

High Shades 89

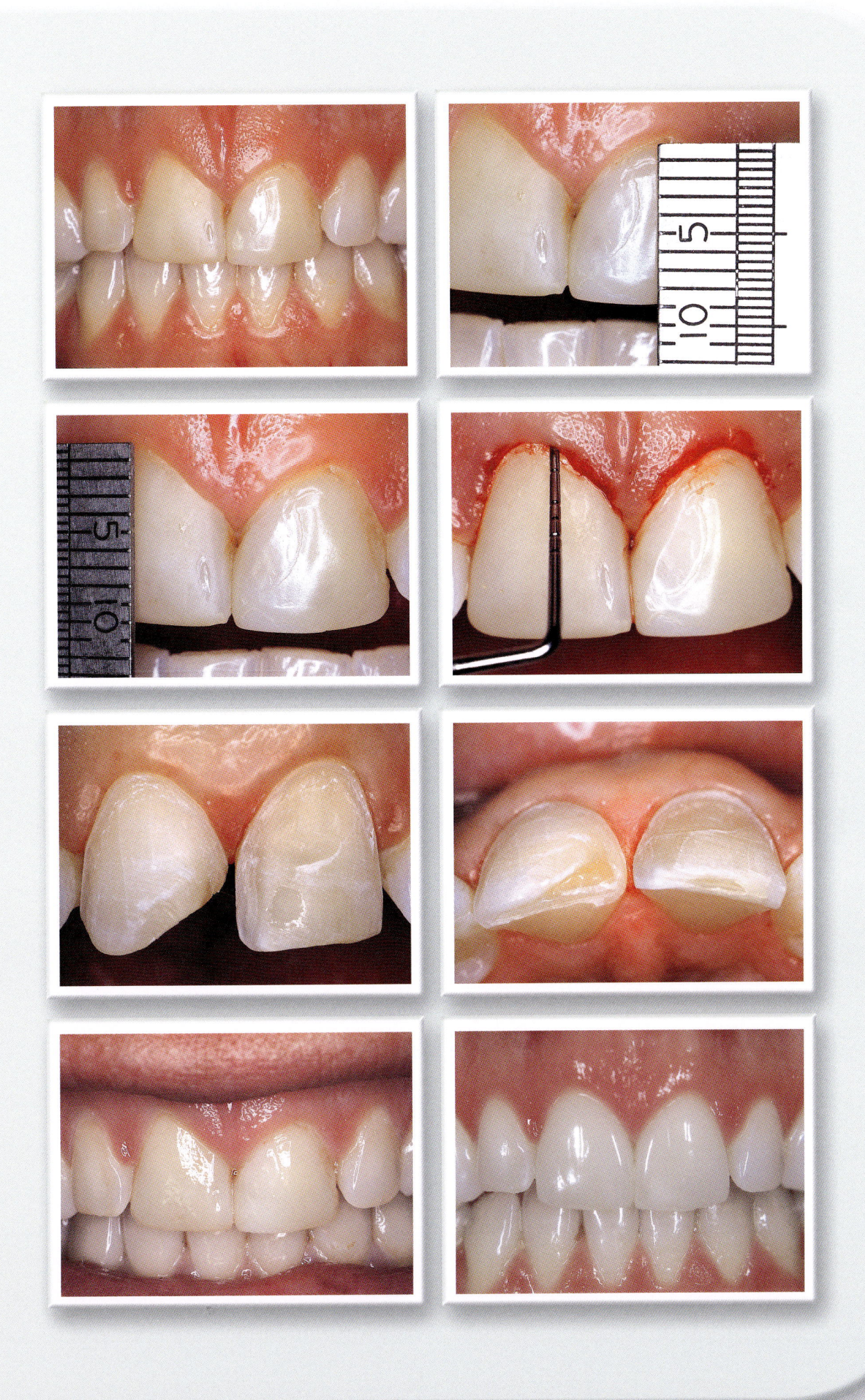

# Case S.V.

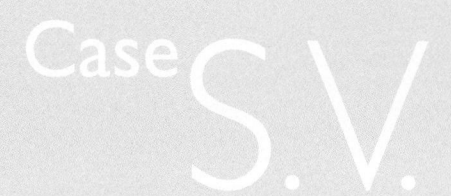

## 患者の要望
- 上顎右側中切歯に認められるコンポジットレジン充塡物を撤去し、修復し直す。

## 治療計画
- 歯質の切削量を最小限に止め、部分被覆型のポーセレンラミネートベニアを装着する。

## シェードの選択

| サーヴィカル | ボディー | インサイザル |
|---|---|---|
| A2 | B1 70%<br>A2 30% | B1 |

## スマイルデザイン

| | | | | |
|---|---|---|---|---|
| 排列 | **パーフェクト** | ブレンド | ディスクリート | ライブリー |
| 輝度 | マキシマム | **ハイ** | ナチュラル | モデレイト | ティンテッド |
| 形態 | パーリー | ラウンド | **バランス** | デリケート | ストロング |
| インサイザルエフェクト | **ナチュラル** | ソフト | | |

High Shades 91

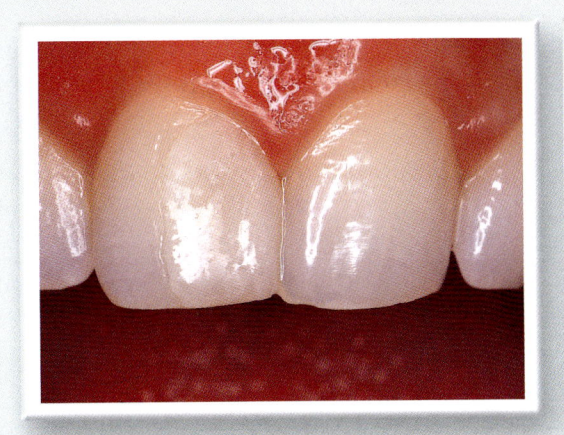

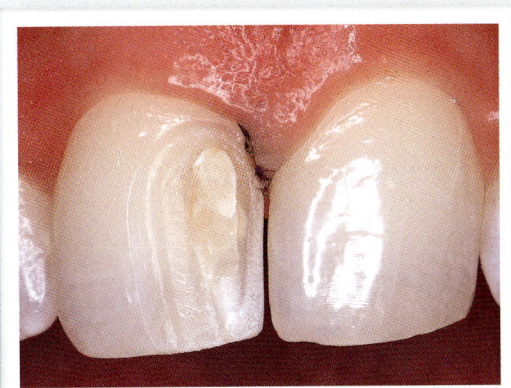

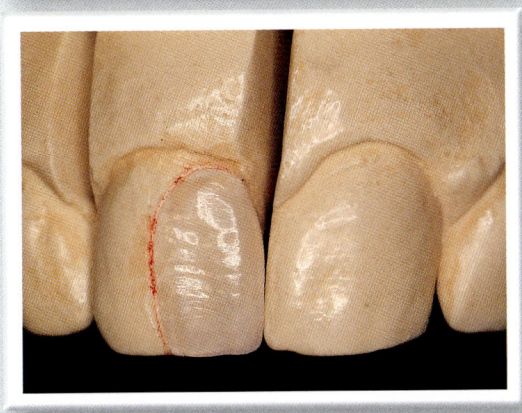

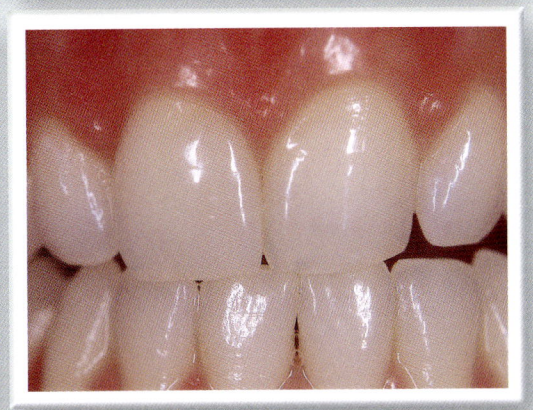

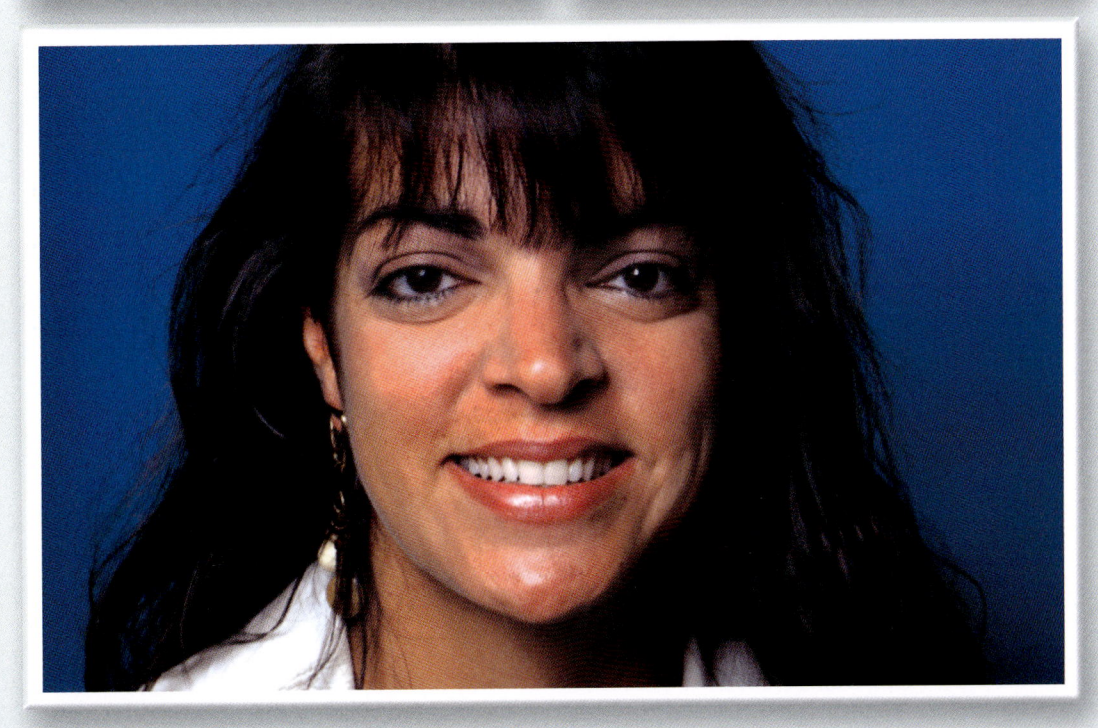

# Case G.H.

## 患者の要望
- 上顎前歯部に認められる変色したコンポジットレジン修復物を撤去し、修復し直す。
- 輝度を向上させて、A1シェードにする。

## 審美的要件を達成するための手段
- 歯冠部の変色歯質を削去する。
- 両側中切歯を、オールセラミック製の全部被覆冠で修復する。
- 両側側切歯および犬歯を、ポーセレンラミネートベニアで修復する。

## シェードの選択

| 中切歯 | 側切歯 | 犬歯 |
|---|---|---|
| A1 | A1 80%<br>A2 20% | A1 60%<br>A2 40% |

## スマイルデザイン

| | | | | | |
|---|---|---|---|---|---|
| 排列 | パーフェクト | ブレンド | ディスクリート | ライブリー | |
| 輝度 | マキシマム | ハイ | ナチュラル | モデレイト | ティンテッド |
| 形態 | パーリー | ラウンド | バランス | デリケート | ストロング |
| インサイザル エフェクト | ナチュラル | ソフト | | | |

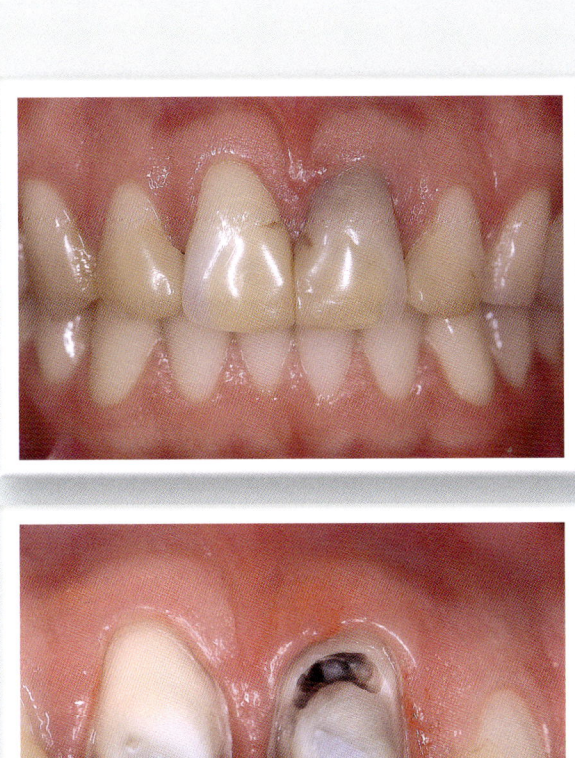

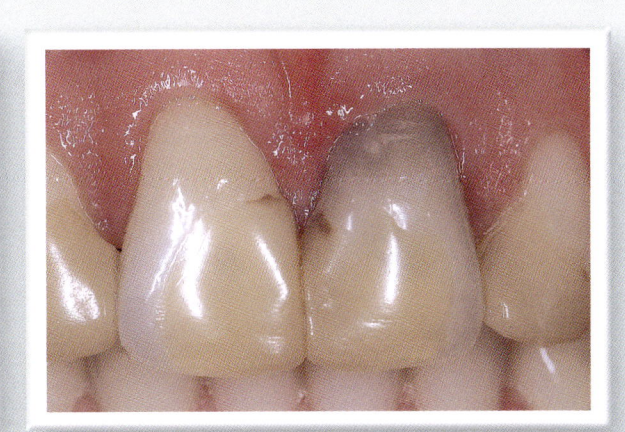

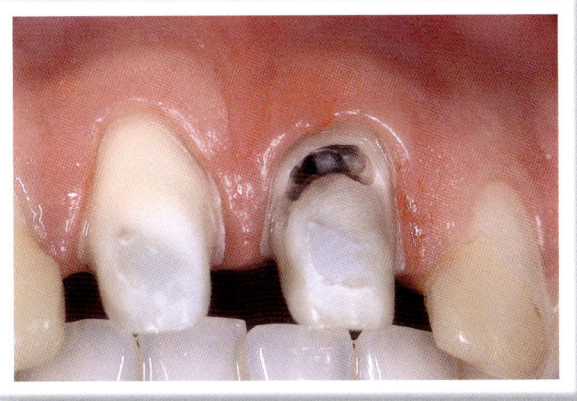

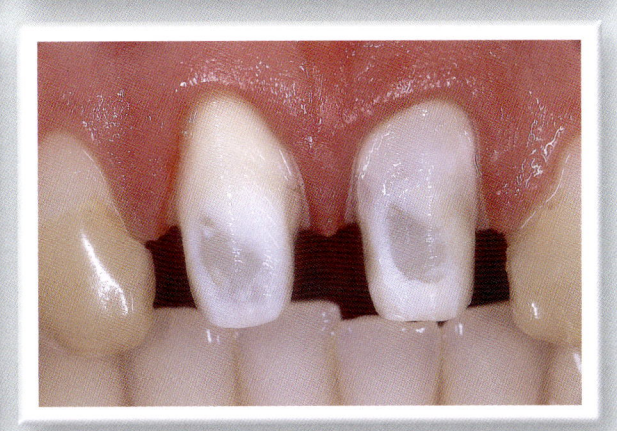

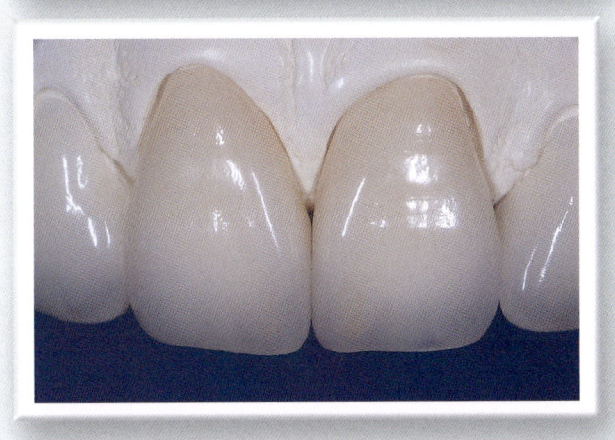

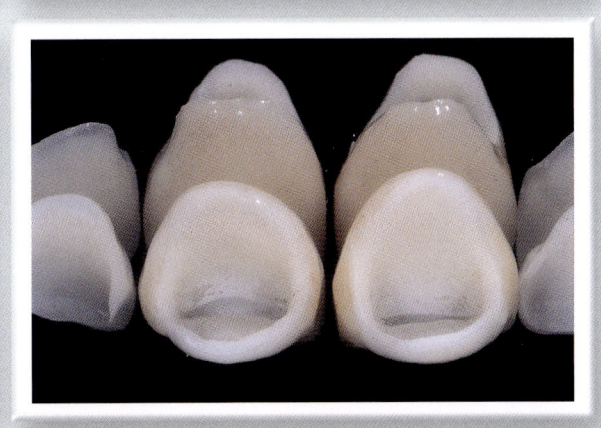

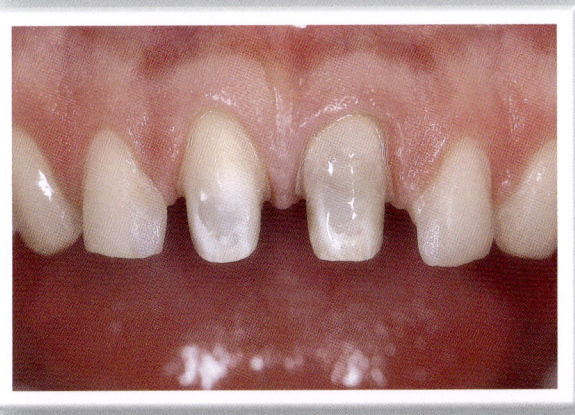

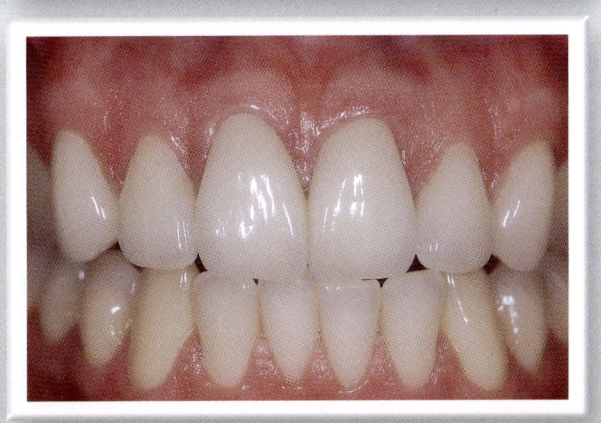

High Shades 93

# Case K.R.

## 患者の要望
- 輝度を向上させA1シェードにする。
- 下顎前歯部に認められるコンポジットレジン修復物を撤去し、修復し直す。

## 審美的要件を達成するための手段
- 排列、表面性状、歯冠の幅径と長径とのバランスなどを改善する。

## シェードの選択

| 中切歯 | 側切歯 | 犬歯 |
|---|---|---|
| A1 | A1 80%<br>A2 20% | A1 60%<br>A2 40% |

## スマイルデザイン

| | | | | | |
|---|---|---|---|---|---|
| 排列 | [パーフェクト] | ブレンド | ディスクリート | ライブリー | |
| 輝度 | マキシマム | [ハイ] | ナチュラル | モデレイト | ティンテッド |
| 形態 | パーリー | ラウンド | [バランス] | デリケート | ストロング |
| インサイザル<br>エフェクト | ナチュラル | [ソフト] | | | |

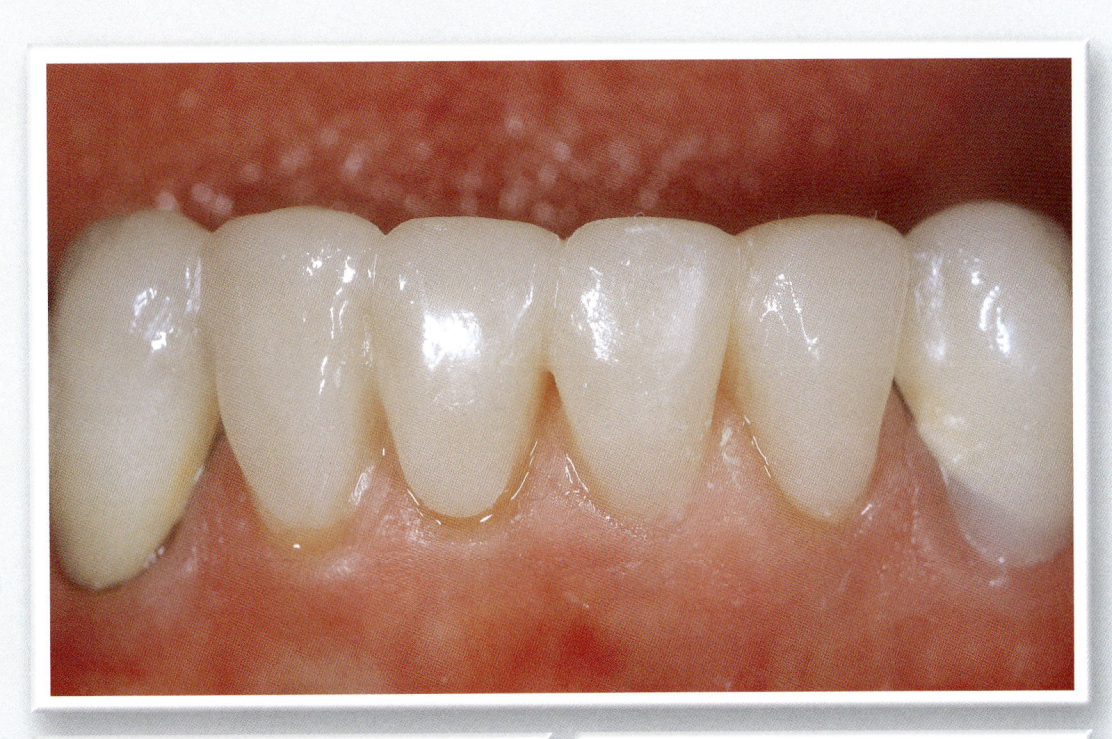

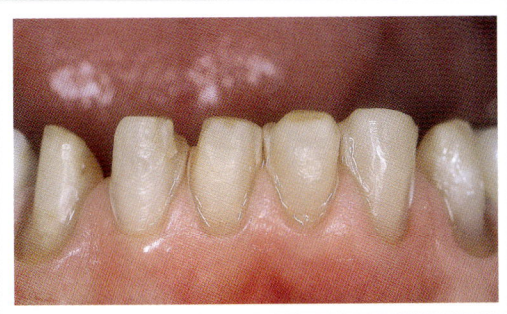

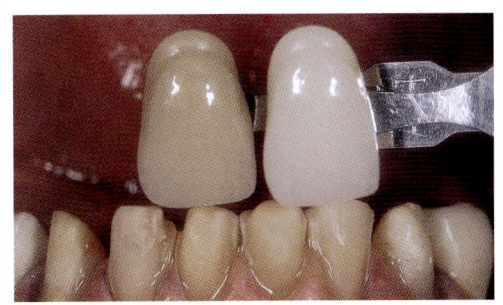

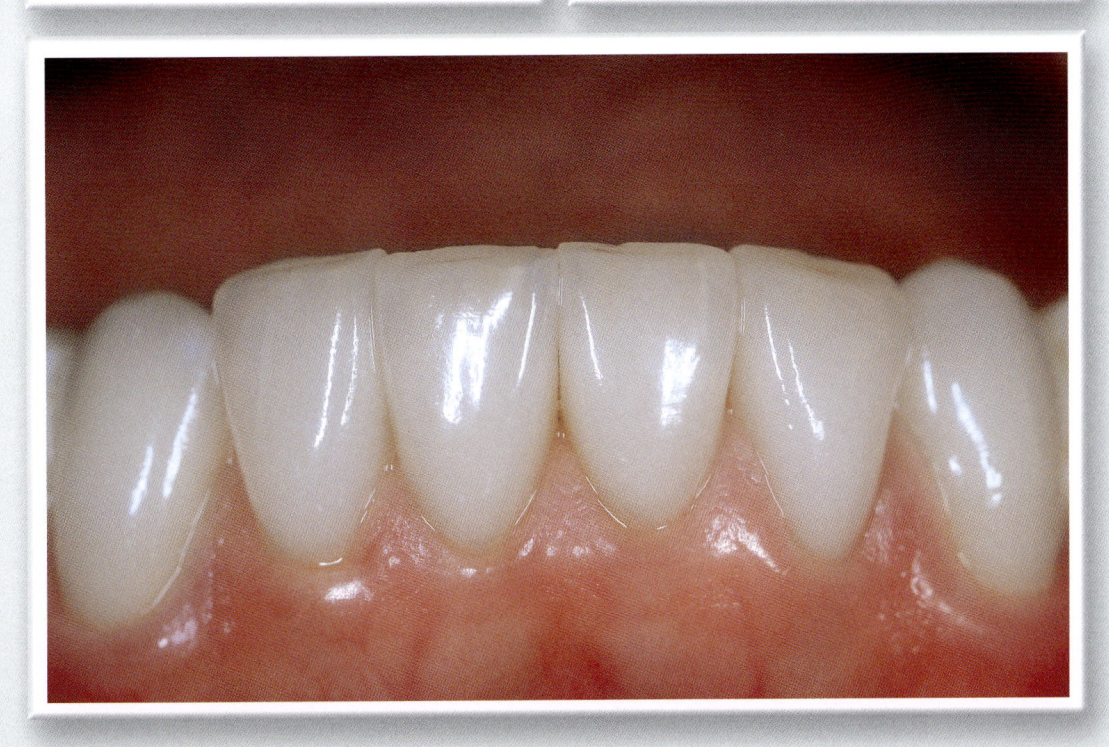

High Shades 95

# Case R.D.

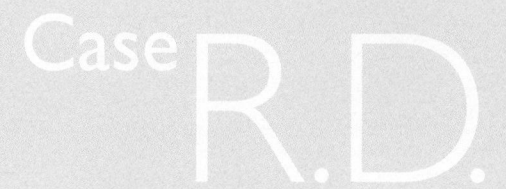

### 患者の要望
- 輝度を向上させA1シェードにする。
- 上顎前歯部に認められるコンポジットレジン修復物を撤去し、修復し直す。

### 審美的要件を達成するための手段
- 上唇小帯切除術を実施して歯間乳頭の形態を改善する。
- 表面性状、歯冠の幅径と長径とのバランス、排列などを最適化する。
- テトラサイクリンによる変色を遮蔽する。

### シェードの選択

| 中切歯 | 側切歯/小臼歯 | 犬歯 |
|---|---|---|
| A1 | A1 | A1 80%<br>A2 20% |

### スマイルデザイン

| | | | | | |
|---|---|---|---|---|---|
| 排列 | パーフェクト | ブレンド | [ディスクリート] | ライブリー | |
| 輝度 | マキシマム | [ハイ] | ナチュラル | モデレイト | ティンテッド |
| 形態 | パーリー | ラウンド | [バランス] | デリケート | ストロング |
| インサイザルエフェクト | [ナチュラル] | ソフト | | | |

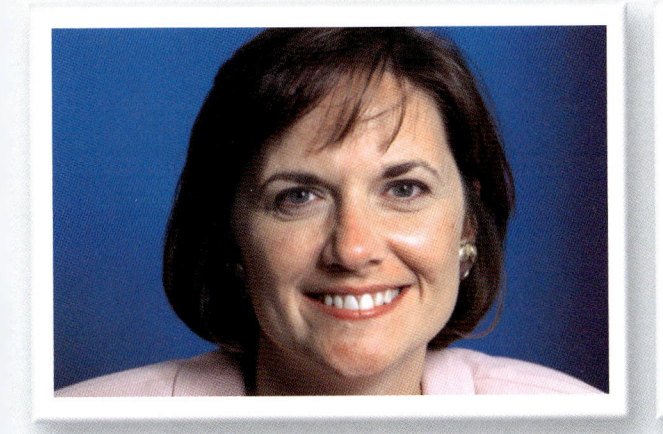

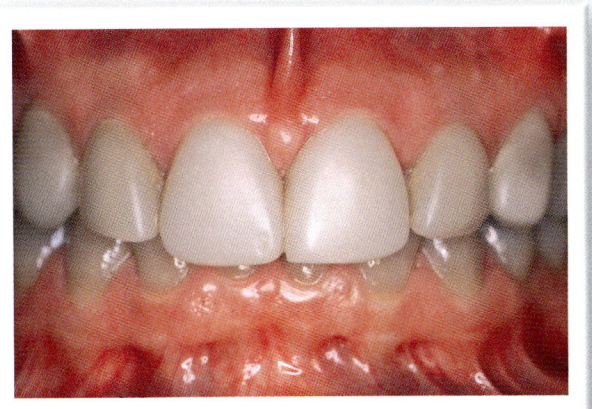

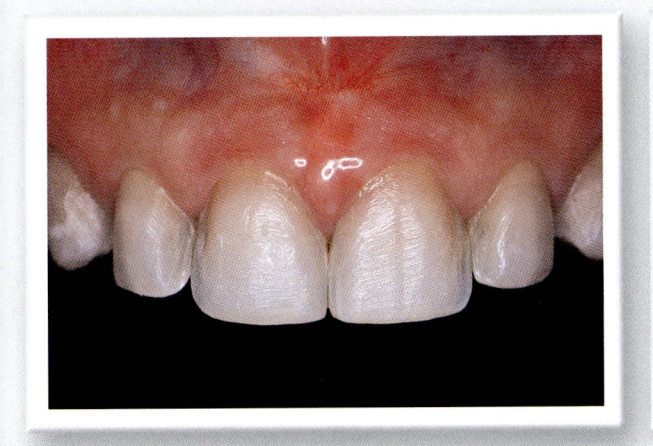

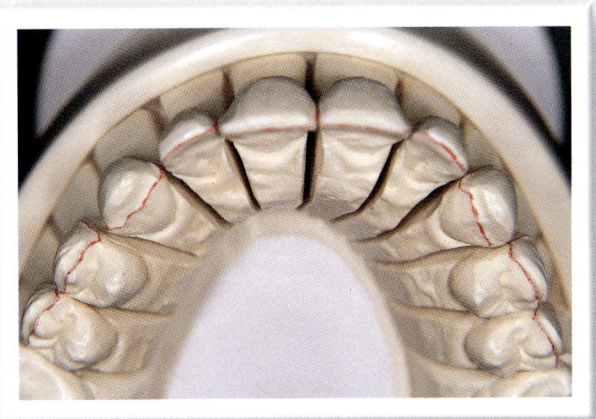

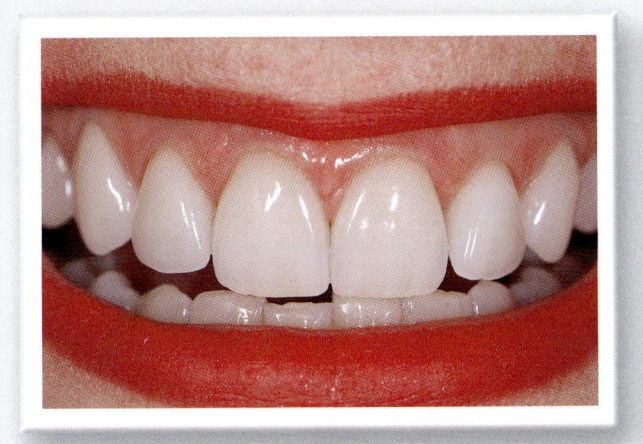

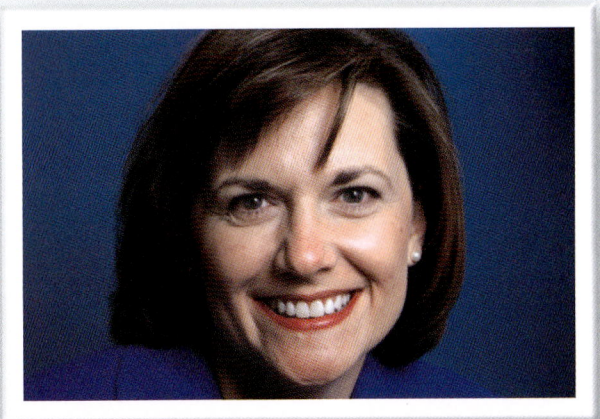

High Shades

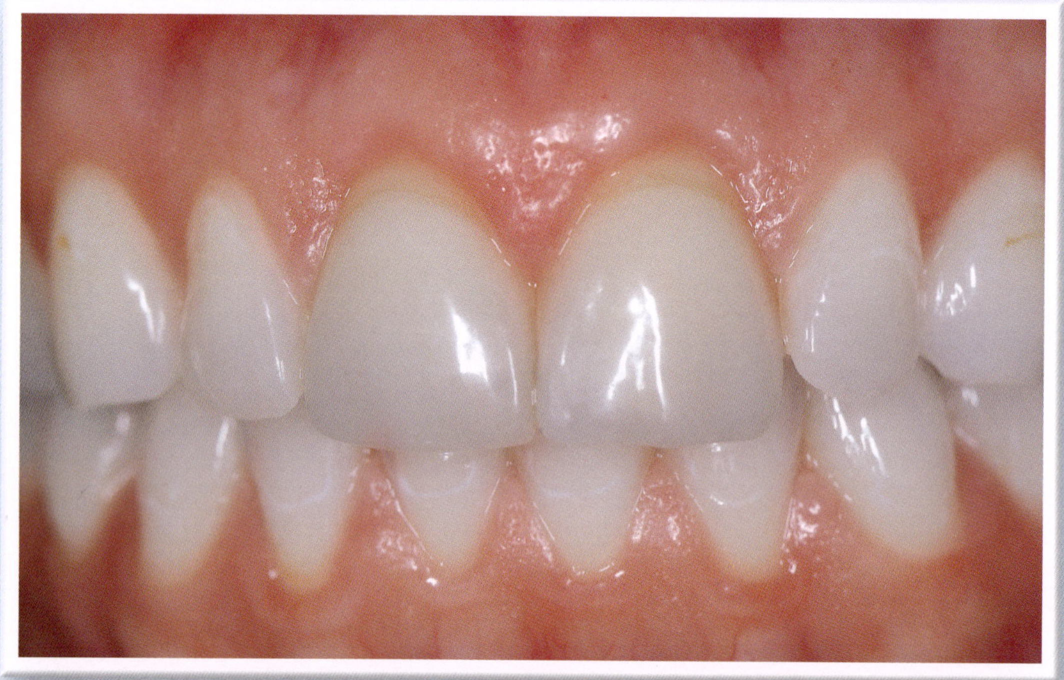

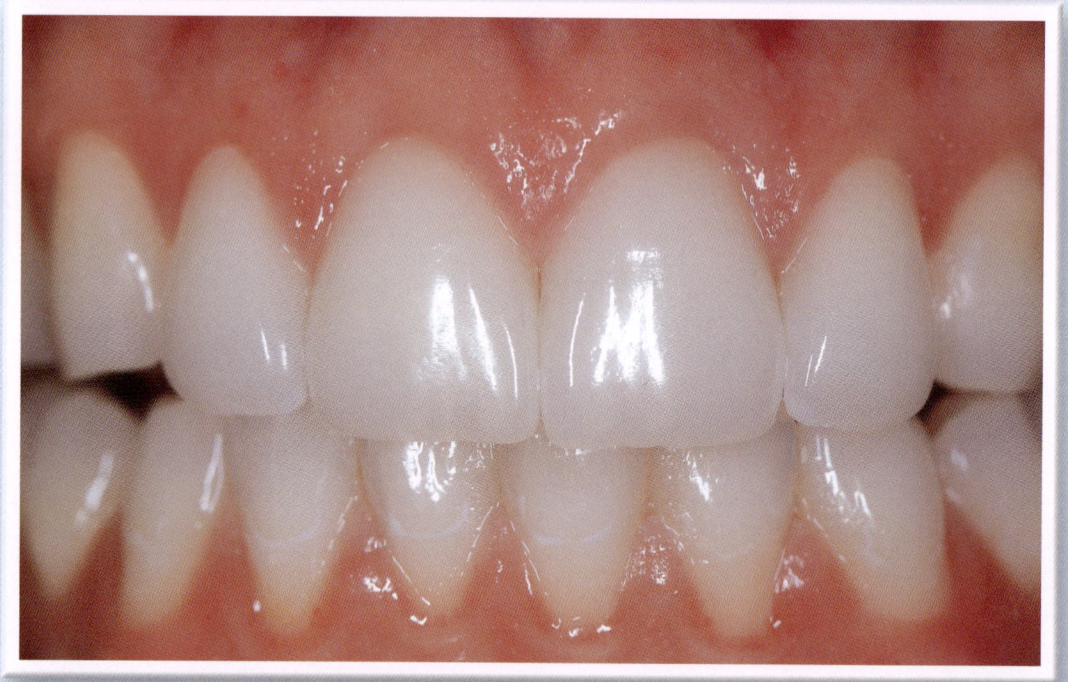

# Maximum
## Shades

マキシマム※シェードは、

可能な限り輝度の高い

白いシェードを望んでいる

大多数の患者、あるいは、

全顎にわたり漂白処置を行った患者に

最も適したシェードとなる。

マキシマムシェードを適用する症例では、

同時に歯冠の長径を延長したり、

幅径を増加させる場合が

非常に多い。ちなみに、

インサイザルエフェクトは、

最小限にする。

※マキシマム（maximum）
最大限の，極限の

第 5 章

# Case P.T.

### 患者の要望
- 漂白処置を行って、最大限の輝度を達成する。
- 上顎両側中切歯に装着されているポーセレンラミネートベニアを新しいものと交換する。

### 審美的要件を達成するための手段
- 歯肉形成外科手術を実施し、歯頸線の位置を整える。
- 両側側切歯の捻転を改善する。
- 前歯切縁の連続性を改善する。

### シェードの選択

| 両側中切歯 | 両側側切歯 |
|---|---|
| OM3 | OM3 |

### スマイルデザイン

| | | | | | |
|---|---|---|---|---|---|
| 排列 | <u>パーフェクト</u> | ブレンド | ディスクリート | ライブリー | |
| 輝度 | <u>マキシマム</u> | ハイ | ナチュラル | モデレイト | ティンテッド |
| 形態 | パーリー | ラウンド | バランス | <u>デリケート</u> | ストロング |
| インサイザルエフェクト | ナチュラル | <u>ソフト</u> | | | |

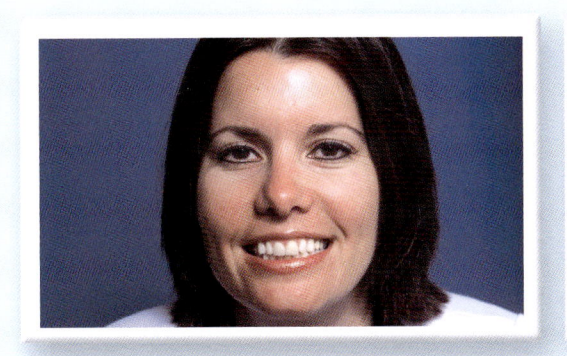

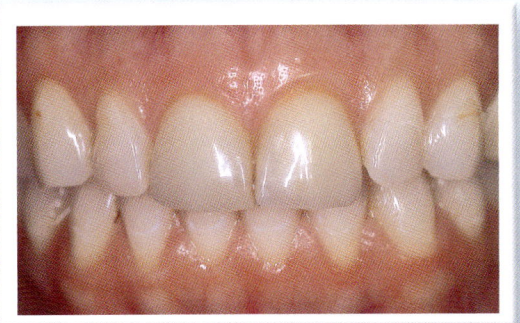

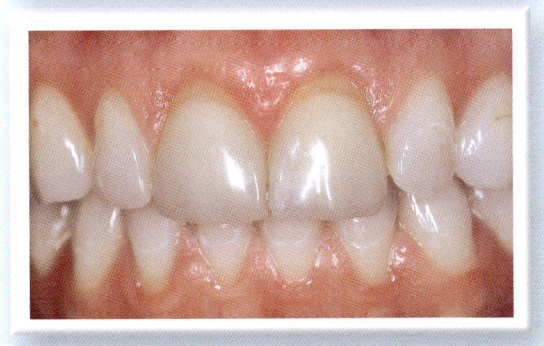

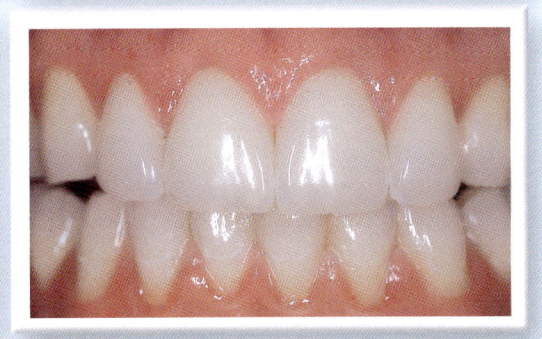

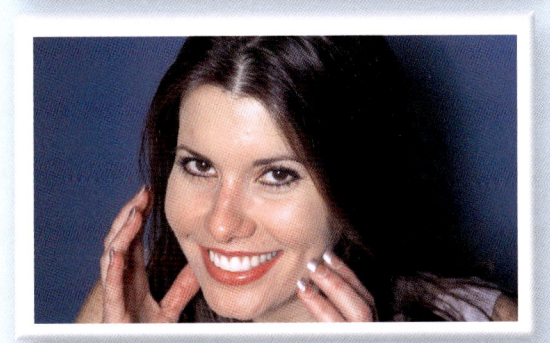

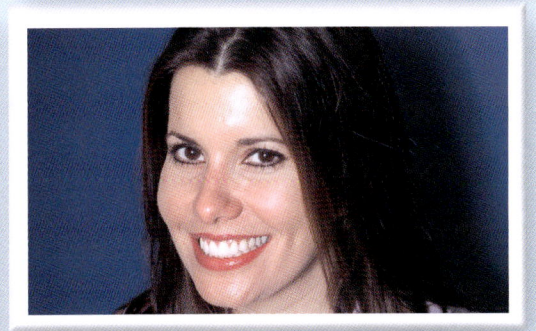

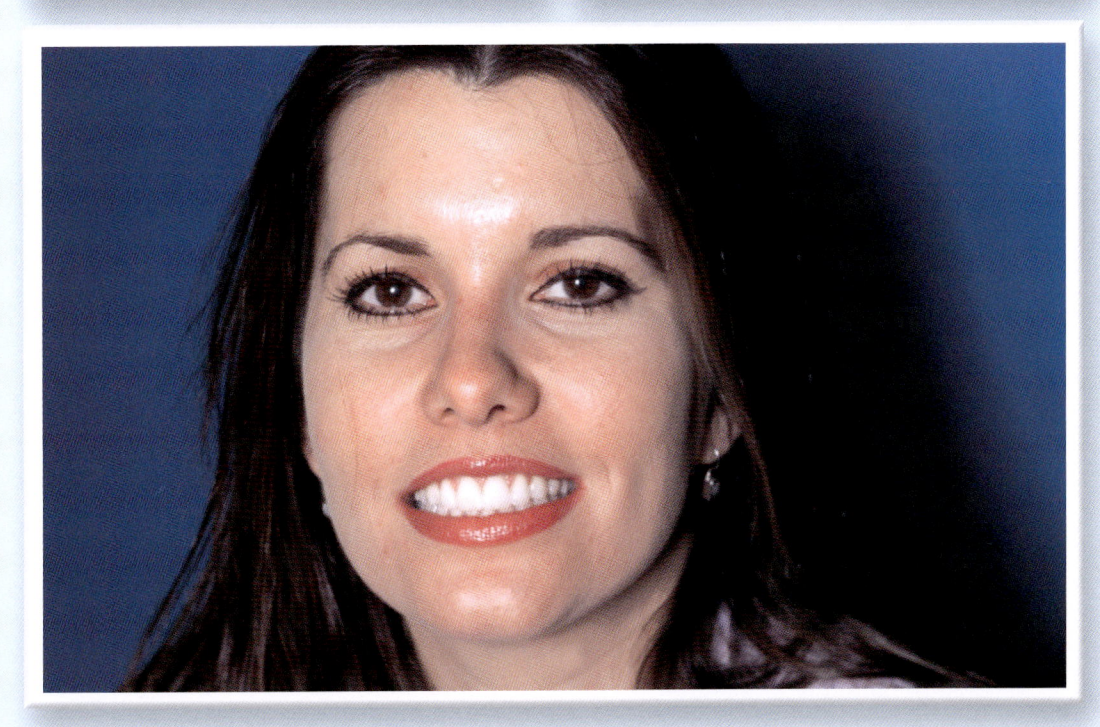

Maximum Shades 101

# Case V.R.

### 患者の要望
- 最大限の輝度を達成する。
- 上顎前歯部における切縁の連続性を改善する。

### 審美的要件を達成するための手段
- 上顎前歯部の歯冠長を延長する。
- ポーセレンラミネートベニアを装着し、唇面のカントゥアーを増加させる。

### シェードの選択

| 中切歯 | 側切歯 | 犬歯 |
|---|---|---|
| B1 80% | B1 80% | B1 |
| OM3 20% | OM3 20% | |

### スマイルデザイン

| | | | | | |
|---|---|---|---|---|---|
| 排列 | **パーフェクト** | ブレンド | ディスクリート | ライブリー | |
| 輝度 | **マキシマム** | ハイ | ナチュラル | モデレイト | ティンテッド |
| 形態 | パーリー | **ラウンド** | バランス | デリケート | ストロング |
| インサイザルエフェクト | ナチュラル | **ソフト** | | | |

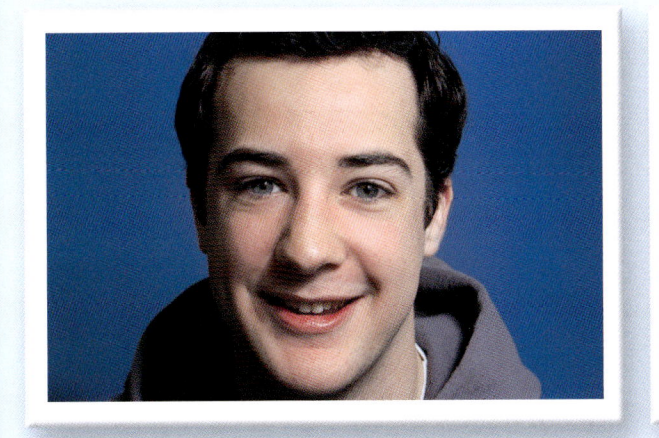

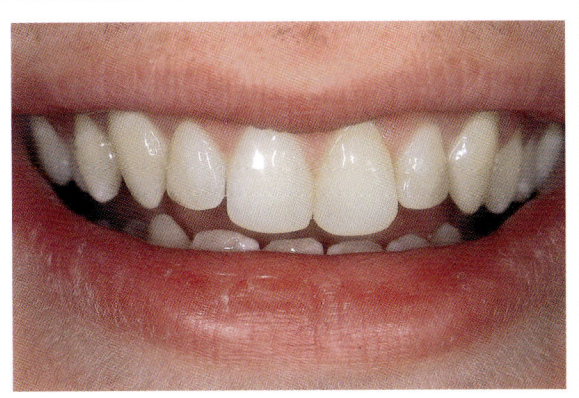

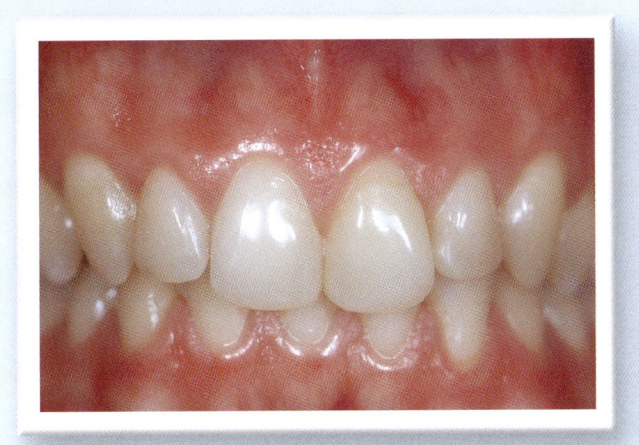

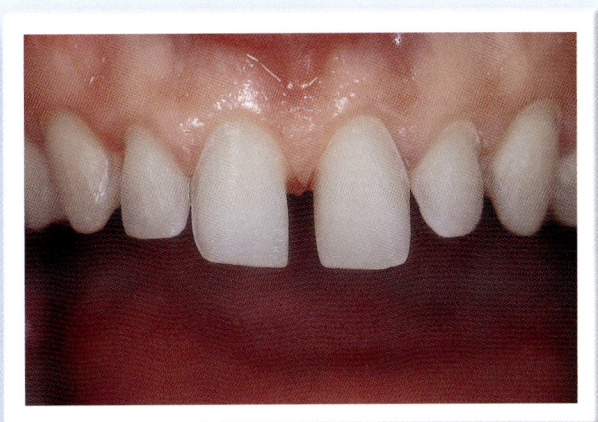

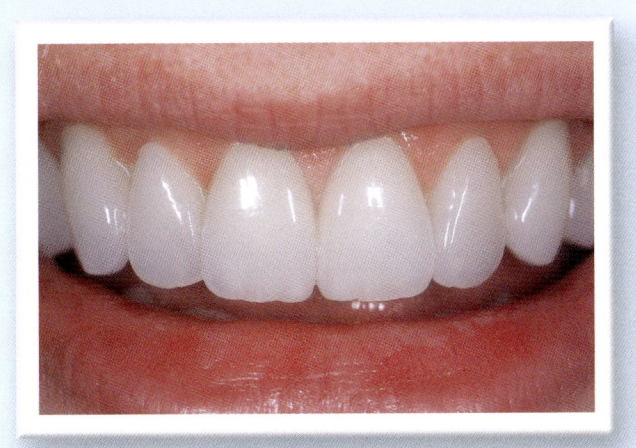

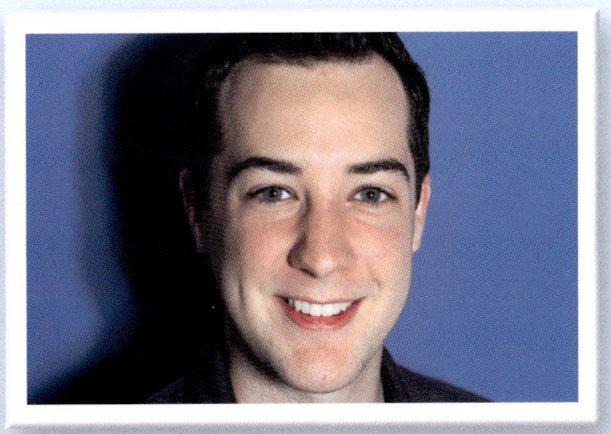

Maximum Shades 103

# Case E.B.

### 患者の要望
- 既存のコンポジットレジン修復物を撤去し、新しく修復し直す。
- 輝度を最大限にする。

### 審美的要件を達成するための手段
- テトラサイクリンによる変色を遮蔽する。
- 表面性状を改善する。
- ポーセレンラミネートベニアを装着し、唇面のカントゥアーを増加させる。

## シェードの選択

| 中切歯 | 側切歯 | 犬歯 |
|---|---|---|
| OM2 | OM3 | OM2 |

## スマイルデザイン

| | | | | | |
|---|---|---|---|---|---|
| 排列 | **パーフェクト** | ブレンド | ディスクリート | ライブリー | |
| 輝度 | **マキシマム** | ハイ | ナチュラル | モデレイト | ティンテッド |
| 形態 | パーリー | ラウンド | **バランス** | デリケート | ストロング |
| インサイザルエフェクト | ナチュラル | **ソフト** | | | |

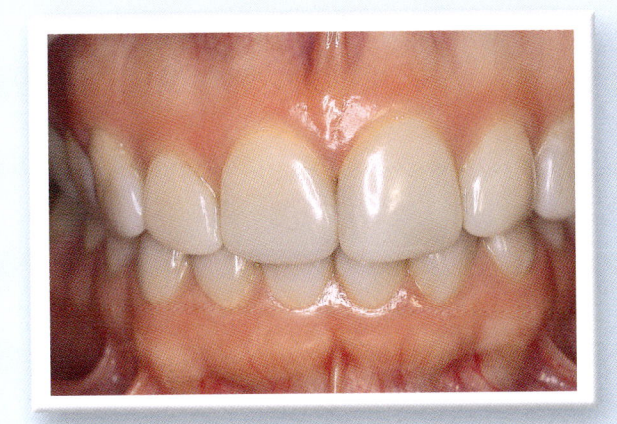

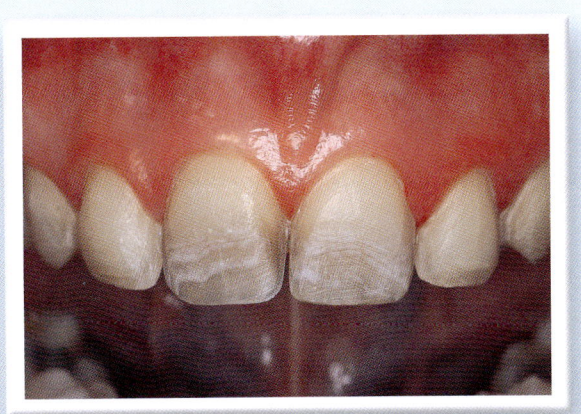

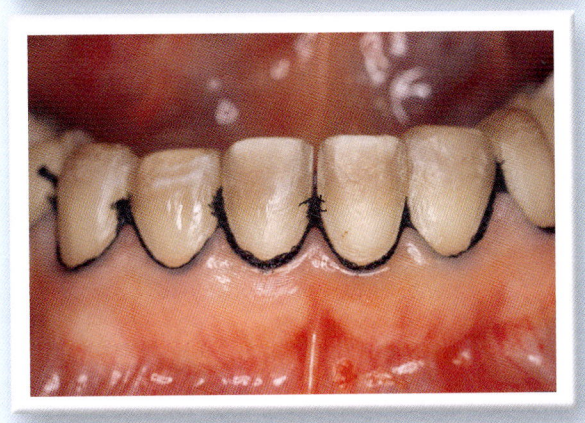

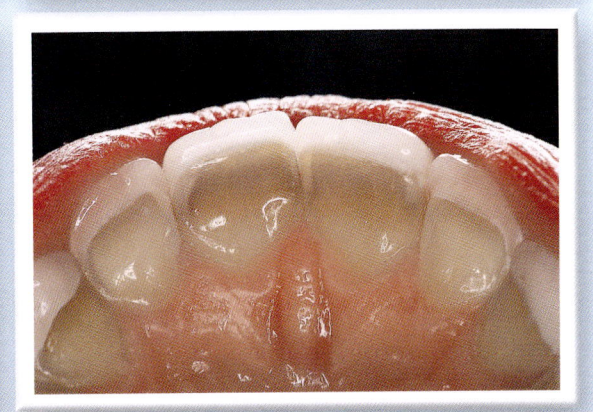

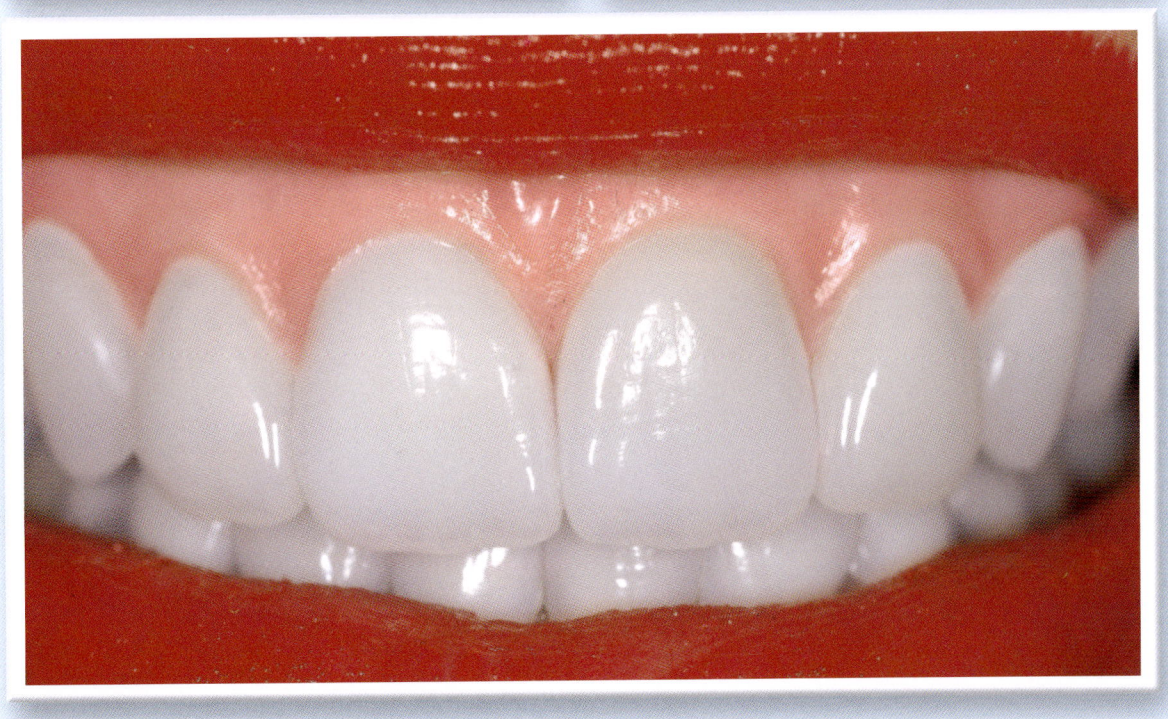

Maximum Shades 105

# Case L.R.

## 患者の要望
- 既存のポーセレンラミネートベニアを撤去し、新しく修復し直す。
- 上顎前歯部の歯冠長を延長する。

## 審美的要件を達成するための手段
- 輝度を向上させる。
- 外科的歯冠長延長術を実施する。
- ポーセレンラミネートベニアを装着し、唇面のカントゥアーを増加させる。

## シェードの選択

| 中切歯 | 側切歯 | 犬歯 |
|---|---|---|
| B1 | B1 | B1 |
| Opalescence | Opalescence | Opalescence |

## スマイルデザイン

| | | | | | |
|---|---|---|---|---|---|
| 排列 | パーフェクト | ブレンド | ディスクリート | ライブリー | |
| 輝度 | マキシマム | ハイ | ナチュラル | モデレイト | ティンテッド |
| 形態 | パーリー | ラウンド | バランス | デリケート | ストロング |
| インサイザル エフェクト | ナチュラル | ソフト | | | |

106　Smile Design

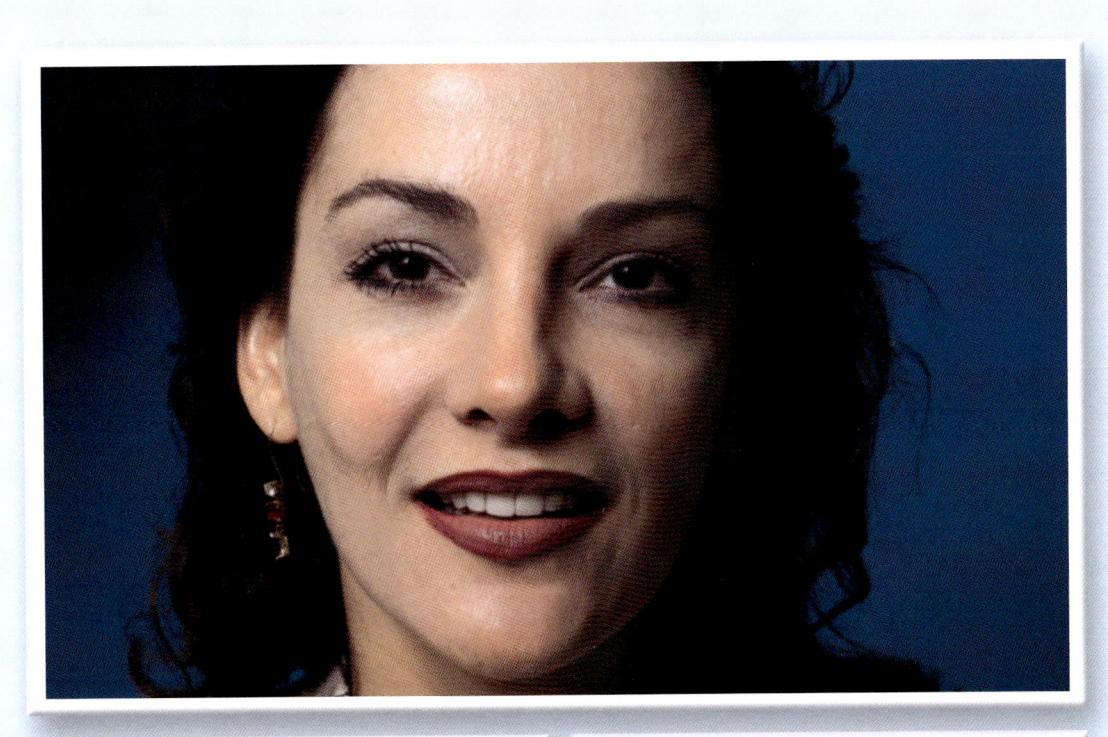

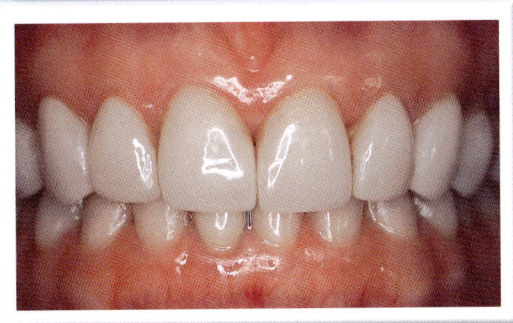

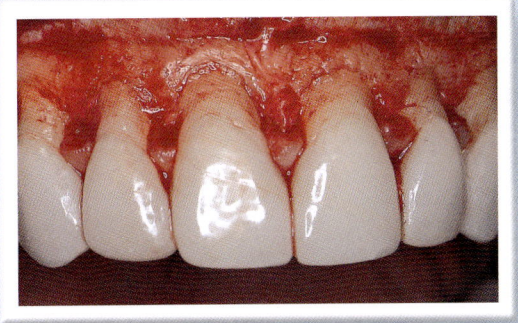

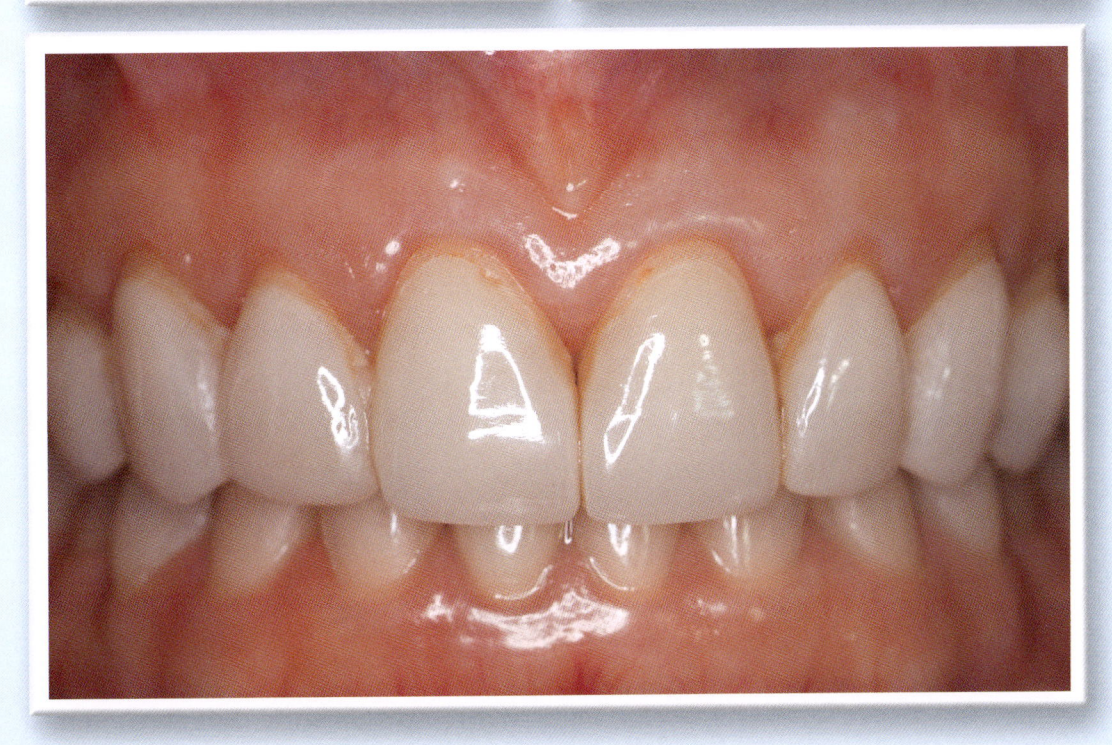

Maximum Shades 107

108  Smile Design

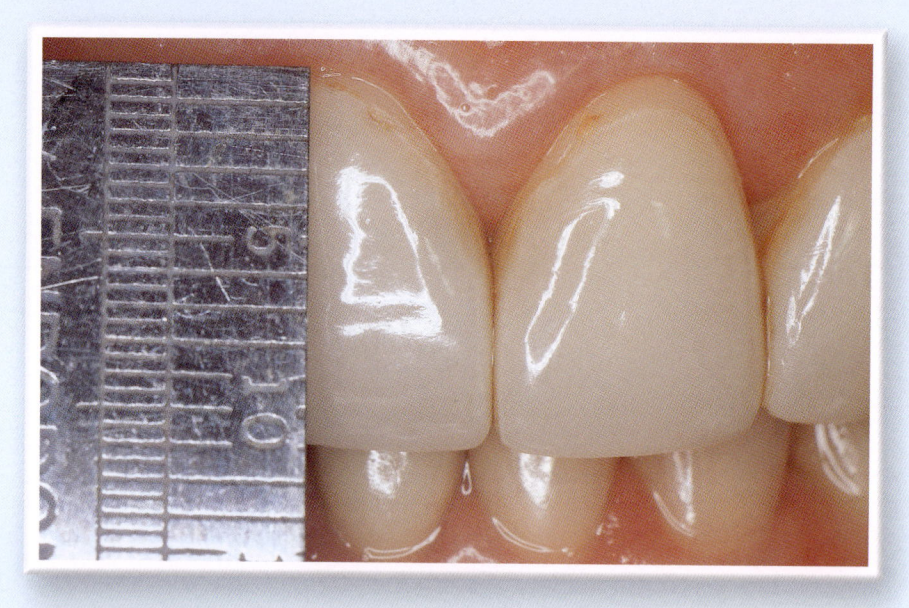

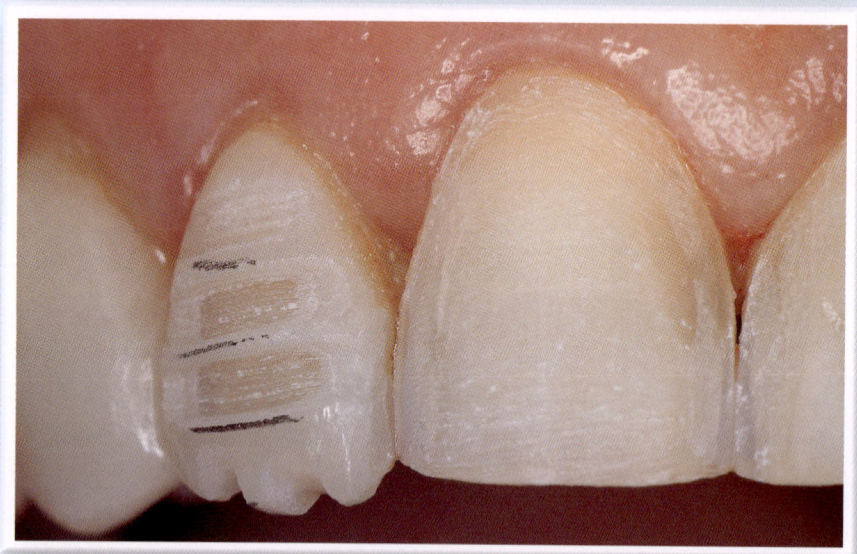

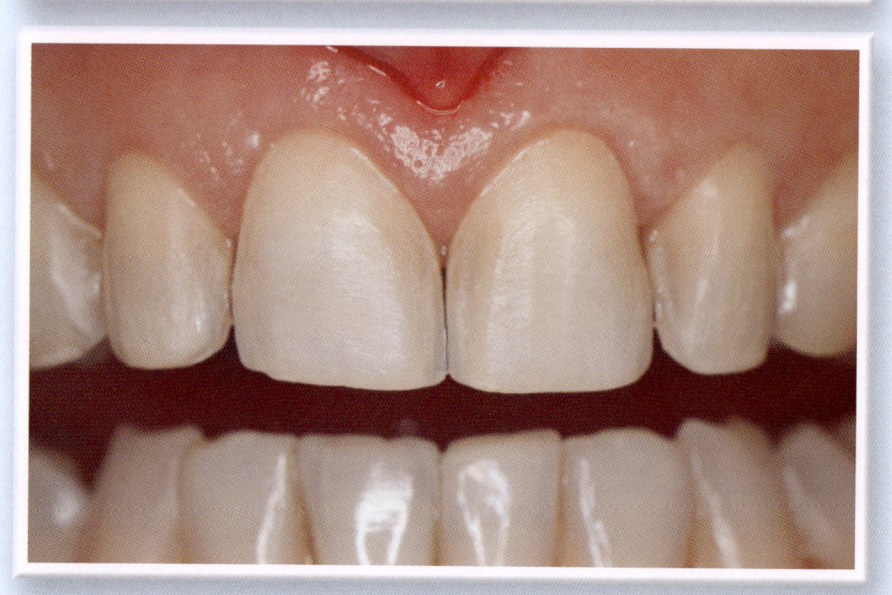

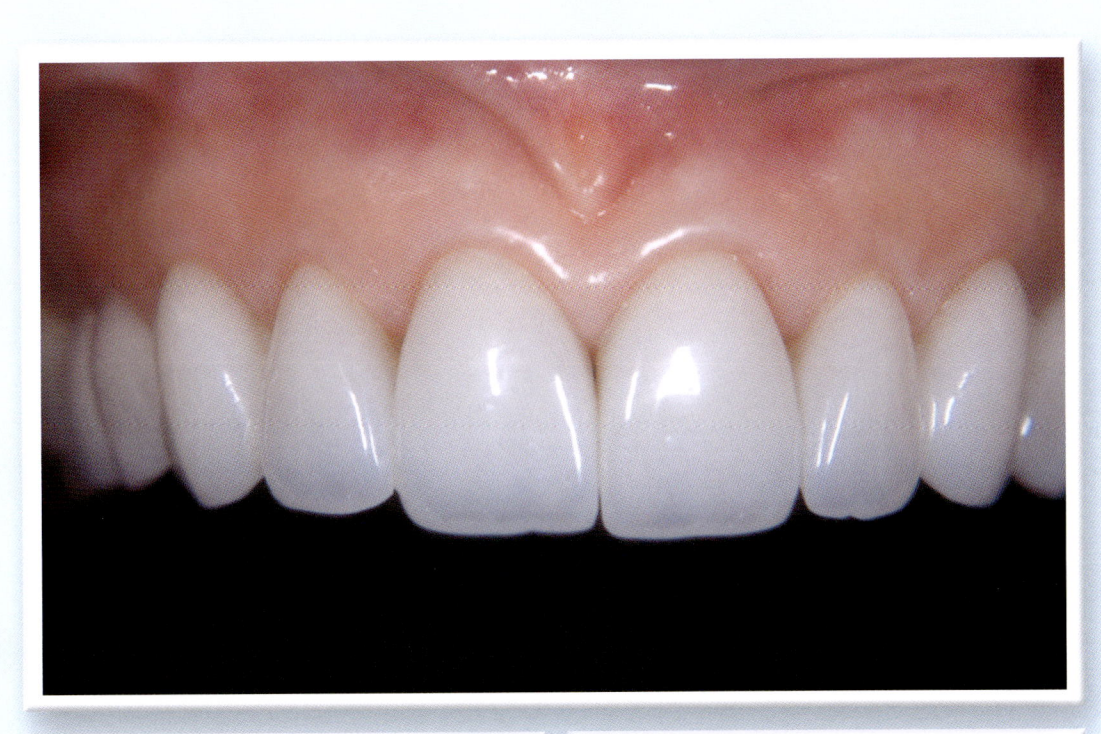

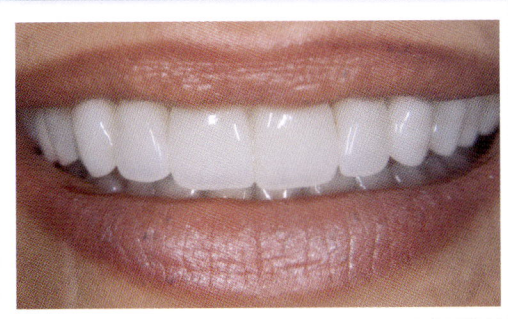

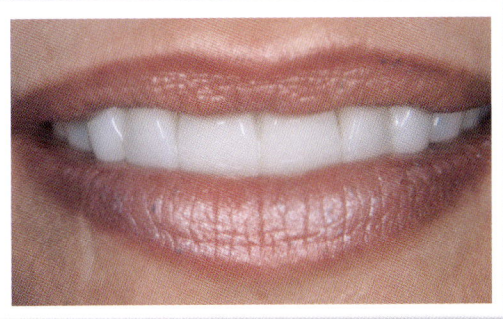

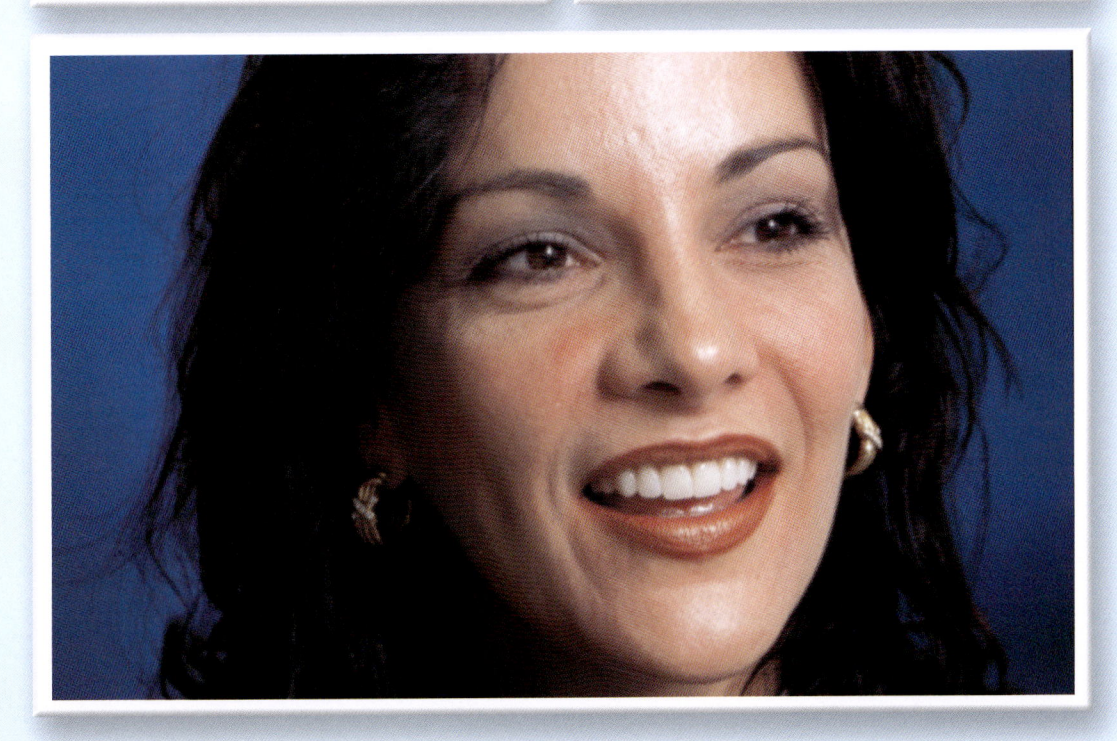

Maximum Shades  109

# 著者紹介

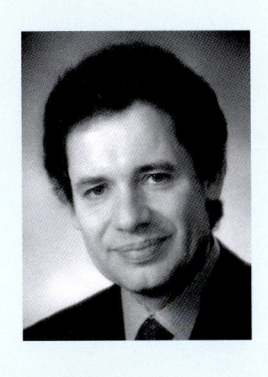

### Gerard J. Chiche, DDS

　パリ大学歯学部卒業。米国ルイジアナ州立大学歯学部補綴科にて補綴専門医教育を完了。現在、同大学のクラウン・ブリッジ学科の教授。審美補綴とインプラント補綴に精力的にとりくんでいる。国内および国外において多数の講演を行っている国際的演者である。

　American Academy of Esthetic Dentistry, American Academy of Fixed Prothodontics, American Academy of Restorative Dentistry, International Society of Dental Ceramics、およびOmicron Kappa Upsilon Dental Honor Societyの会員として活動中。

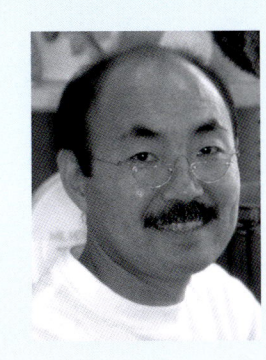

### 青嶋　仁

　1972年沼津歯科技工士専門学校卒業。1974年東京医科歯科大学歯学部附属歯科技工士学校実習科を修了。同歯学部附属病院勤務ののち、1977年より昭和大学歯科病院中央技工室室長、1993年(株)オーリアラ設立、1996年ルイジアナ州立大学特別講師兼任、1997年ノリタケデンタルサプライ技術顧問、2001年ペルーラAOSHIMA設立。現在に至る。

スマイルデザイン―歯科医師,技工士,患者のためのガイド

2006年2月10日 第1版第1刷発行

| 編　　著 | Gerard J. Chiche／青嶋　仁（あおしま　ひとし） |
| --- | --- |
| 翻　　訳 | 蓮見　禎彦（はすみ　ただひこ） |
| 発 行 人 | 佐々木　一高 |
| 発 行 所 | クインテッセンス出版株式会社<br>東京都文京区本郷3丁目2番6号　〒113-0033<br>クイントハウスビル　電話　(03) 5842-2270（代表）<br>　　　　　　　　　　　　 (03) 5842-2272（営業部）<br>　　　　　　　　　　　　 (03) 5842-2279（書籍編集部）<br>web page address　http://www.quint-j.co.jp/ |
| 印刷・製本 | サン美術印刷株式会社 |

Ⓒ2006　クインテッセンス出版株式会社　　　　禁無断転載・複写
Printed in Japan　　　　　　　　　　　　　　　落丁本・乱丁本はお取り替えします
　　　　　　　　　　　　　　　　　　　　　　　ISBN4-87417-896-0 C3047
定価はケースに表示してあります